Rosemarie Franke

Moderne Diät bei Erkrankungen der Bauch- speicheldrüse

Köstliche Rezepte mit praktischen
Abwandlungen für die ganze Familie
und mit Diätkompaß

Einführung:
Prof. Dr. med. Helmut Canzler

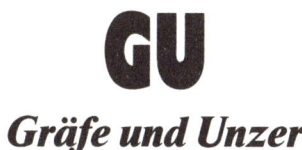

GU

Gräfe und Unzer

Umschlag-Vorderseite
Nudel-Liebhabern bietet dieses pikante Spaghettige-
richt eine verblüffend neue und köstliche Saucenver-
sion. Rezept Seite 55.
2. Umschlagseite
Dieser bunte Gemüsetopf mit Fleischklößchen verlockt
zum Zulangen und zeigt, wie reizvoll man Diätgerichte
zubereiten kann. Rezept Seite 57.
3. Umschlagseite
Der Reissalat mit Erbsen ist ein besonders feines Vollwertgericht als Imbiß oder am Abend. Rezept Seite 32.
Umschlag-Rückseite
Tomaten mit Rohkostfüllung schmecken der ganzen
Familie und auch Gästen sicher vorzüglich.
Rezept Seite 33.

CIP-Kurztitelaufnahme der Deutschen Bibliothek

Franke, Rosemarie:
Moderne Diät bei Erkrankungen der Bauchspeicheldrüse: köstl. Rezepte mit prakt. Abwandlungen für d.
ganze Familie u. mit Diätkompaß / Rosemarie Franke.
Einf.: Helmut Canzler. – Neuausg., 2. Aufl. – München: Gräfe und Unzer, 1989. (Moderne Diät)

ISBN 3-7742-2057-3

2. Auflage 1989
© Gräfe und Unzer GmbH, München

Redaktion: Antje Schunka-Späth
Herstellung: Robert Gigler
Farbfotos: Fotostudio Teubner (Umschlag-Vordersei-
te, Seite 27, 46, 64), Ulrich Kopp (2. Umschlagseite,
Seite 9, 28, 45, 3. Umschlagseite), Susi und Pete A.
Eising (Seite 10, 63, Umschlag-Rückseite)
Zeichnungen: Gerlind Bruhn
Umschlaggestaltung: Heinz Kraxenberger
Reproduktionen: Brend'amour, Simhart & Co.
Satz, Druck und Bindung:
Ludwig Auer GmbH, Donauwörth

ISBN 3-7742-2057-3

Univ.-Prof. Dr. med. Helmut Canzler

ist Leiter des Arbeitsbereichs Klinische Diätetik der
Medizinischen Hochschule Hannover und Honorarpro-
fessor an der Universität Hannover. Er liefert in seiner
knappen Einführung den wissenschaftlichen Hinter-
grund. Hier werden Funktionen und Erkrankungen der
Bauchspeicheldrüse sowie Prinzip und Wirkungsweise
der diätetischen Maßnahmen erklärt.

Rosemarie Franke

ist staatlich geprüfte Diätassistentin und Ernährungsbe-
raterin. Nach ihrem Examen sammelte sie praktische
Erfahrung in Klinik, Kurhotel und Diätschule. Anschließend war sie als Diätassistentin am Institut für
Ernährungsberatung und Diätetik der DGE (Deutsche
Gesellschaft für Ernährung) an der Universität Düssel-
dorf tätig. Von 1976 bis 1984 hatte sie einen Lehrauf-
trag an der Universität Paderborn (Gesamthochschule)
für den Fachbereich Haushaltswissenschaft. Vorträge
über allgemeine Ernährung und spezielle Diätetik sowie Publikationen für Erwachsene und Kinder zum
Thema Ernährung stehen heute im Mittelpunkt ihrer
Arbeit. Daneben wirkt sie an Hörfunk- und Fernseh-
sendungen über zeitgemäße Ernährung mit. Drei Titel
der Reihe MODERNE DIÄT wurden bereits von der
Gastronomischen Akademie Deutschlands prämiert.

Wichtiger Hinweis

Die in diesem Diät-Kochbuch enthaltenen Ratschläge
und Rezepte stammen von Fachleuten und sind er-
probt. Die medizinische Forschung auf diesem Gebiet
ist nicht abgeschlossen. Zu Einzelfragen werden auch
von namhaften Wissenschaftlern abweichende Meinun-
gen vertreten. Darüber hinaus reagiert jeder Organismus anders. Deshalb darf eine Diät zur Linderung von
Beschwerden oder Krankheiten – ebenso wie jedes Me-
dikament – nicht ohne Rücksprache mit dem Arzt
durchgeführt oder genommen werden. Sprechen Sie
also unbedingt zunächst mit Ihrem Hausarzt, bevor Sie
mit der Diät beginnen.

Inhalt

Ein Wort zuvor

Wer vom Arzt eine Diät verordnet bekommt, der empfindet dies zunächst vermutlich als Eingriff in seine bisherigen Lebensgewohnheiten. Sind nun kulinarische Genüsse nicht mehr erlaubt? Dieser völlig neu bearbeitete und aktualisierte GU Ratgeber aus der erfolgreichen Reihe MODERNE DIÄT will Ihnen zeigen, daß Sie trotzdem Spaß am Essen haben werden.

Natürlich legt eine Diät gewisse Beschränkungen auf, weil das betroffene Organ – hier die erkrankte Bauchspeicheldrüse – geschont und die Funktionen reguliert beziehungsweise normalisiert werden sollen. Daß eine Diät wirkungsvoll und zugleich abwechslungsreich und schmackhaft sein kann, werden Sie sofort feststellen, wenn Sie nach den reizvollen Rezepten kochen.

Der vorliegende Ratgeber bringt Ihnen eine moderne ausgewogene Diät, die Ihrer erkrankten Bauchspeicheldrüse eine Hilfe sein und die Behandlung des Arztes unterstützen soll.

Ich stelle Ihnen eine Diät mit sorgfältig ausgewählten und gründlich getesteten Rezepten vor. Sie entspricht den Anforderungen an eine leichtverdauliche Kost; Sie sollten allerdings immer auf die individuelle Verträglichkeit mancher Lebensmittel achten. Bei Patienten, deren Bauchspeicheldrüse erkrankt ist, kommt es in erster Linie auf die Menge und die Qualität des Fettes an; das heißt, Fett soll möglichst sparsam verwendet werden und es sollte sich vorzugsweise um Pflanzenmargarinen und Pflanzenöle handeln, die kalt gepreßt sind und einen hohen Anteil an mehrfach ungesättigten Fettsäuren haben. Vorsicht ist bei sehr ballaststoffreichen Nahrungsmitteln geboten.

Die brillanten Farbfotos in diesem Ratgeber geben Ihnen einen optischen Vorgeschmack dessen, was Sie alles essen dürfen. Etwas schwierigere Arbeitsgänge werden in Schritt-für-Schritt-Fotos gezeigt. Außerdem bieten der Diätkompaß, viele Ratschläge zur richtigen Ernährung und praktische Tips sowie Zeichnungen zusätzliche Informationen.

Jedes Rezept enthält Nährwertangaben, damit Sie sofort feststellen können, wieviel Energie, Nähr- und Ballaststoffe Sie mit dem jeweiligen Gericht zu sich nehmen. Exakte Mengen sind bei jeder Diät wichtig, daher sind alle Zutaten in Gramm angegeben, zur Erleichterung aber, wo möglich, auch in Löffel oder Stück.

Die medizinischen und diätetischen Empfehlungen beruhen auf aktuellen und gesicherten Erkenntnissen der Wissenschaft.

In der »Medizinischen Einführung« erklärt Prof. Dr. Helmut Canzler, anerkannter Fachmann auf dem Gebiet der Klinischen Diätetik, knapp und verständlich den Zusammenhang zwischen Ernährung und den Erkrankungen der Bauchspeicheldrüse sowie die Notwendigkeit und die Wirkungsweise einer gezielten Diät.

Betroffen von der verordneten Diät ist aber nicht nur der Patient, sondern auch derjenige, der kocht. Deshalb sind die Rezepte zwar für den Patienten bestimmt, sie können aber problemlos für die übrigen Familienmitglieder abgewandelt werden.

Die diätetischen Grundregeln sind übrigens auch für Gesunde interessant, denn wir ernähren uns alle zu fett- und kalorienreich. So wird die ganze Familie profitieren.

Ich wünsche Ihnen, daß diese Diät Ihr Wohlbefinden bessert, daß alle Gerichte leicht gelingen und Ihnen sehr gut schmecken.

Ihre *Rosemarie Franke*

Joule/Kalorien: Alle Angaben in diesem Diät-Ratgeber bedeuten Kilojoule oder Kilokalorien – in den Nährwertberechnungen abgekürzt kJ und kcal – auch wenn umgangssprachlich von »Joule« oder »Kalorie« die Rede ist.

Medizinische Einführung

Prof. Dr. med. Helmut Canzler

Leiter des Arbeitsbereichs Klinische Diätetik im
Zentrum Innere Medizin der Medizinischen
Hochschule Hannover

Aufgaben und Funktion der Bauchspeicheldrüse

Die *Bauchspeicheldrüse (Pankreas)* ist die größte
und wichtigste Verdauungsdrüse des Organismus. In den Zellen dieser Drüse werden täglich
1–2 Liter Bauchspeichel gebildet, der über ein
System von Gängen in einen größeren Kanal,
den Pankreasgang, fließt. Der Pankreasgang
mündet zusammen mit dem Gallengang in den
Zwölffingerdarm in einer deutlich sichtbaren Pa-
pille. Die Bauchspeicheldrüse ist etwa 15–20 cm
lang und wegen ihrer verborgenen Lage für den
Chirurgen schwer zugänglich. Sie zieht sich vom
Zwölffingerdarm hinter dem Magen und den anderen Organen des Oberbauchs linksseitig bis zur
Milz hin (siehe Zeichnung).

Der *Bauchspeichel-* oder *Pankreassaft* enthält
eine große Zahl verschiedener Enzyme zur Verdauung von Kohlenhydraten, Fetten und Eiweiß-
stoffen der Nahrung. Außerdem enthält er Bicar-
bonat, das den stark sauren Speisenbrei, der aus
dem Magen schubweise in den Zwölffingerdarm
übertritt, neutralisiert. Die Magensalzsäure wür-
de sonst die Verdauungsenzyme des Pankreas in
ihrer Wirksamkeit beeinträchtigen.

Die wichtigsten Enzyme des Bauchspeichels sind:
α-*Amylase* – ein Enzym, das Stärke zu Dextrinen
und Malzzucker spaltet,
Lipase – ein Enzym, das aus den Nahrungsfetten
Fettsäuren abspaltet und damit die Verdauung
der Fette einleitet,
Proteinasen – Enzyme, die die großen Eiweiß-
moleküle der Nahrung in kleinere Einheiten
(Peptide) oder ihre Grundbausteine, die Aminosäuren, zerlegen. Im Pankreassaft finden sich unter anderem die Proteinasen Trypsin und Chymo-
trypsin.

Die Absonderung von Pankreassaft beginnt bereits, wenn Nahrung aufgenommen wird. In Ru-
he, das heißt im Nüchternzustand, wird kaum
Pankreassaft abgegeben. Größere Mengen gibt
die Bauchspeicheldrüse erst dann ab, wenn Speisenbrei aus dem Magen in den Zwölffingerdarm
übertritt. Ein komplizierter Steuerungsmechanis-
mus, an dem nervöse Reize und Hormone betei-
ligt sind, sorgt dafür, daß Enzym- und Bicarbo-
natgehalt des Pankreassaftes der Zusammensetzung der Nahrung angepaßt sind.

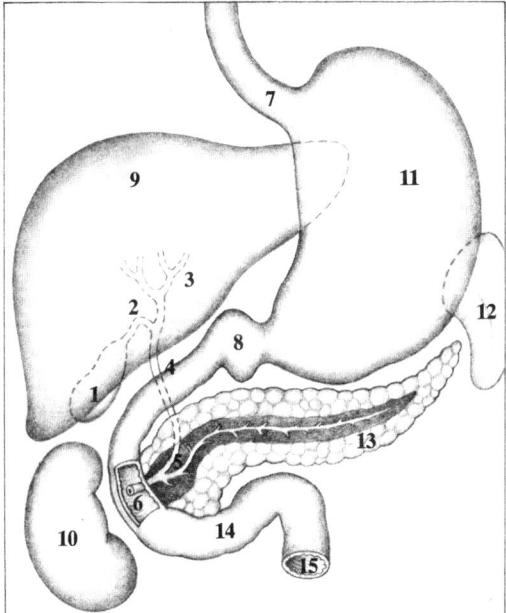

Schematische Darstellung der Baucheingeweide:
1 Gallenblase, 2 Gallenblasengang, 3 Lebergang,
4 Leber-Gallen-Gang, 5 Pankreasgang, 6 Mündung von
Leber-, Gallen- und Pankreasgang, 7 Mageneingang,
8 Magenausgang, 9 Leber, 10 Niere, 11 Magen (stark
nach oben verzogen), 12 Milz, 13 Bauchspeicheldrüse,
14 Zwölffingerdarm, 15 Dünndarm.

Lange Zeit war es unverständlich, daß ein so aktives Verdauungssekret nicht das eigene Drüsengewebe angreift. Inzwischen weiß man, daß die eiweißverdauenden Enzyme, die Proteinasen, zunächst nur in Form unwirksamer Vorstufen gebildet werden. Erst am Ort der Verdauung, im Zwölffingerdarm, werden diese Vorstufen in die aktiven Enzyme umgewandelt. Die Enzyme selbst bleiben nur kurze Zeit wirksam, dann verfallen sie selbst einem Abbau, und Hemmstoffe sorgen dafür, daß sie nach erfüllter Aufgabe keinen Schaden anrichten können.

Was bedeutet »Verdauung«?

Sinn der Verdauungsvorgänge ist es, die großen und wasserunlöslichen Moleküle der Nährstoffe zu spalten und chemisch in kleine, wasserlösliche Moleküle umzuwandeln. So werden die Kohlenhydrate der Nahrung (Stärke, Rohrzucker, Milchzucker) gespalten zu einfachen Zuckern (Trauben-, Frucht- und Schleimzucker). Eiweiß wird in seine Bausteine, die Aminosäuren, gespalten. Bei den Fetten (Triglyceriden) ist der Verdauungsvorgang komplizierter. Sie werden zunächst teilweise in Diglyceride, Monoglyceride und Fettsäuren gespalten, danach werden sie mit Hilfe von Gallensäuren und anderen Bestandteilen des Gallensaftes in einen emulsionsartigen Zustand gebracht. Nur in verdauter Form können Nährstoffe von den Zellen der Darmwand aufgenommen und an die Transportsysteme des Körpers – Blut und Lymphe – weitergegeben werden. Übrigens kommen in pflanzlicher Nahrung auch Kohlenhydrate vor, die von den Verdauungsenzymen, über die der Mensch verfügt, nicht aufgespalten werden können, zum Beispiel Zellulose, Hemizellulosen, Pektine und andere. Sie werden deshalb »unverdauliche Kohlenhydrate« oder »Ballaststoffe« genannt. Sie sind keineswegs unnütz, sondern regen die Darmtätigkeit an, können Wasser binden und damit für einen weicheren Stuhlgang sorgen und binden

ferner eine Reihe von Stoffen, die mehr oder weniger toxisch sind, so daß sie über den Stuhl ausgeschieden werden. Für die Ernährung sind sie jedoch nicht ausnutzbar.

Die Enzyme des Bauchspeichels leisten die Hauptarbeit beim chemischen Abbau der Nährstoffe. Zwar wird die Verdauung des Kohlenhydrats Stärke bereits von der Amylase der Mundspeicheldrüse begonnen, und die Verdauung der Eiweißstoffe wird von Pepsin, einer Proteinase des Magensaftes, eingeleitet – aber neben der großen Verdauungskapazität des Bauchspeichels spielt das eine geringe Rolle. Auch die im Darmsaft enthaltenen Enzyme können die des Bauchspeichels nicht ersetzen.

Ein *Ausfall der Bauchspeicheldrüse* führt folglich zu schwerster Beeinträchtigung aller Verdauungsvorgänge und damit der Nahrungsausnutzung. In erster Linie ist immer die Fettverdauung betroffen, weil weder im Mundspeichel noch im Magensaft noch im Darmsaft wesentliche Mengen fettspaltender Enzyme (Lipasen) vorkommen. Die Folgen eines Ausfalles der Bauchspeicheldrüse *(Pankreasinsuffizienz)* sind daher:

- Durchfälle mit hohem Fettgehalt des Stuhles,
- mangelhafte Ausnutzung der zugeführten Nährstoffe.

Daraus entwickeln sich innerhalb von Monaten bis Jahren:
- Gewichtsabnahme,
- Zustände schwerer allgemeiner Unterernährung,
- Mangelerscheinungen durch Fehlen fettlöslicher Vitamine;
- Zeichen eines Calciummangels (Knochenentkalkung).

Der mangelhaften Ausnutzung von Nährstoffen kann nicht einfach durch Steigerung der Nahrungszufuhr begegnet werden. Die im Stuhl ausgeschiedenen Fette binden Calcium und fettlösliche Vitamine. Außerdem führt der hohe Gehalt des Stuhles an unausgenutzten Nährstoffen zu starker Vermehrung von Darmkeimen und unerwünschter Zusammensetzung der Darmflora. Das wiederum führt zu verstärkten Durchfällen und weiteren Nährstoffverlusten.

Die Bauchspeicheldrüse enthält außer den Zellen, die den Bauchspeichel produzieren, noch Inseln eines völlig anderen Zelltyps, die keinen Anschluß an das Pankreasgang-System haben. Diese Zellen bilden die Hormone *Insulin* (β-Zellen) und *Glukagon* (α-Zellen) und geben sie an das Blut ab. Diese Hormone regulieren die Verwertung von Glukose in den Körperzellen und die Höhe des Blutzuckerspiegels. Ausfall der Insulinsekretion führt zur Zuckerkrankheit *(Diabetes mellitus)*. Bei sehr ausgedehnten und fortgeschrittenen Pankreaserkrankungen und vor allem nach Operationen am Pankreas muß immer mit dem Auftreten eines Diabetes gerechnet werden. Auf die in diesem Zusammenhang auftretenden diätetischen Probleme wird jedoch im Rahmen dieses Buches nicht eingegangen.

Erkrankungen der Bauchspeicheldrüse

1. Akute Pankreatitis

Die akute Pankreatitis ist eine schwere Erkrankung mit heftigen, kolikartigen Leibschmerzen, Zeichen des Kreislaufschocks (Herzjagen, Blutdruckabfall, Schweißausbruch, Kreislaufzusammenbruch), Brechreiz und Erbrechen. Die Leibschmerzen treten plötzlich auf, manchmal wie aus heiterem Himmel. Oft sind sie gürtelförmig im Oberbauch lokalisiert, mehr links- als rechtsseitig. Es besteht Lebensgefahr!
Akute Pankreatitiden können durch Verlegung des Pankreasganges (Gallenstein, entzündliche Schwellung, Tumor), durch toxische Einflüsse (Alkohol, verschiedene Medikamente) und auch allergisch bedingt sein und werden oft durch eine reichliche Mahlzeit mit fettreichen Speisen und

Alkoholkonsum (Festlichkeiten!) ausgelöst. Wahrscheinlich kommt es bei akuter Pankreatitis zu einem Sekretstau, zu vorzeitiger Aktivierung von Enzymen im Pankreasgang und Selbstverdauungsprozesse in der Bauchspeicheldrüse. Jedenfalls findet man schwerste Zerstörungen im Gewebe der Drüse und in ihrer Umgebung.
In jedem Fall ist umgehende Krankenhausaufnahme notwendig. Solange noch akute Erscheinungen bestehen, erfolgt überhaupt keine Nahrungszufuhr auf normalem Wege. Die Ernährung wird ausschließlich intravenös durchgeführt. Nach 8–14 Tagen erfolgt ein vorsichtiger *Kostaufbau* (siehe Seite 8).

2. Chronische Pankreatitis

Chronisch-entzündliche Erkrankungen der Bauchspeicheldrüse sind keineswegs selten. Auch sie können mit Verengungen oder Verschluß des Pankreasganges oder der Mündung des Gallenganges durch Steine, Krebswucherungen etc. zusammenhängen. Besonders häufig tritt chronische Pankreatitis bei chronischem Alkoholismus auf, meist gleichzeitig mit Leberentzündung *(chronische Hepatitis)*. Auch bei bestimmten Stoffwechselstörungen, zum Beispiel Blutfettvermehrungen *(Hyperlipidämien)*, können akute oder chronische Pankreatitiden vorkommen.
Die Beschwerden sind recht unterschiedlich und bestehen in leichten bis schweren Leibschmerzen, Völlegefühl, Übelkeit, Brechreiz. Erbrechen und Durchfälle können, müssen aber nicht auftreten. Die Beschwerden wechseln, zeigen aber keinen eindeutigen Zusammenhang mit den Mahlzeiten und sind schwer zu lokalisieren. Gelegentlich können sie sich als Rückenschmerzen äußern. Oft verläuft die Krankheit in Schüben, wobei akute Episoden durch Alkohol oder Ernährungsfehler ausgelöst werden können. Die Diätvorschläge dieses Buches beziehen sich aus-

schließlich auf solche chronisch-entzündlichen Pankreaserkrankungen.

3. Pankreasinsuffizienz

Zur Funktionsunfähigkeit der Bauchspeicheldrüse kommt es:
● im Verlaufe von akuten oder chronischen Pankreatitiden durch Zerstörung von Drüsengewebe, wenn nicht mehr genug funktionsfähige Drüsenzellen verbleiben,
● nach chirurgischen Eingriffen am Pankreas (Total- oder Teilentfernung des Pankreas, Whipple'sche Operation),
● bei *Mucoviscidose*, einer angeborenen Störung mit fehlerhafter Schleimproduktion der Körperdrüsen, die meist schon im Kleinkindalter erkannt wird.
Bei Pankreasinsuffizienz treten voluminöse, breiige, seltener wäßrige Durchfälle auf. Der Stuhl kann viel Fett enthalten und sieht dann lehmartig grau aus. Die Konsistenz ist salbenartig, der Geruch manchmal ranzig. Die Durchfälle werden durch übliche Schonkost nicht gelindert. Zusätzlich leiden die Kranken unter Blähungen, Druckgefühl und Rumoren im Leib. Meist kommt es zu langsamer, aber unaufhaltsam fortschreitender Gewichtsabnahme, die im Verlauf von Jahren zu Zuständen schwerster Unterernährung führt.
Die diättherapeutischen Maßnahmen bei Pankreasinsuffizienz unterscheiden sich wesentlich von denen bei chronischer Pankreatitis mit noch ausreichender Verdauungsfunktion. Auf die wichtigsten Therapiemaßnahmen wird weiter unten kurz eingegangen. Da die Spezialdiäten zur Therapie der Pankreasinsuffizienz wie auch die notwendigen Medikamente vom Arzt individuell verordnet werden müssen, können sie in diesem Buch keine eingehendere Berücksichtigung finden.

Diätetische Maßnahmen

1. Kostaufbau

Nach akuter Pankreatitis oder einem akuten Schub bei chronischer Pankreatitis hat ein vorsichtiger qualitativer wie quantitativer Kostaufbau zu erfolgen, dessen Zeitdauer von der Schwere der Erscheinungen abhängig ist. In den ersten Stufen dieses Kostaufbaus ist ein erhebliches Defizit bei der Zufuhr an Energie und an essentiellen Nährstoffen nicht zu umgehen.
Ziel der Diätmaßnahmen ist *die Vermeidung sekretionsauslösender Reize zur Vermeidung eines Rückfalls.*

Stufe 1:
Nach Nahrungskarenz (mindestens 24 Stunden, manchmal 8–14 Tage unter intravenöser Ernährung) Beginn mit gesüßtem Tee, Zwieback, Nährmittel-Schleimsuppen, mit Wasser gekocht. Kein Streichfett. In dieser Phase werden fast nur Kohlenhydrate zugeführt. Verteilung der Nahrung auf 6–8 kleine Mahlzeiten.

Stufe 2:
Einbau eiweißhaltiger Lebensmittel mit minimalem Fettgehalt: Magermilch, Magerquark, Eischnee. Ferner extrem fettarmes, bindegewebsarmes Fleisch (Filet) und mageres Fischfilet, beides gekocht zubereitet. Auch Toast- und Weißbrot sind erlaubt.

Die Zubereitung des schmackhaften Hirseauflaufs mit ▷ Tatarfüllung. Von links nach rechts: Die Hirse in die kochende Flüssigkeit schütten und quellen lassen. Die Möhren, den Sellerie und den Porree raspeln beziehungsweise feinschneiden. Das Tatar und die übrigen Zutaten für die Füllung mit einer Gabel gründlich verkneten. Den Hirse-Gemüse-Brei zur Hälfte in die vorbereitete Form füllen. Auf der Tatarfüllung die restliche Hirsemasse verteilen und glattstreichen. Den fertigen Auflauf schön heiß servieren. Rezept Seite 59.

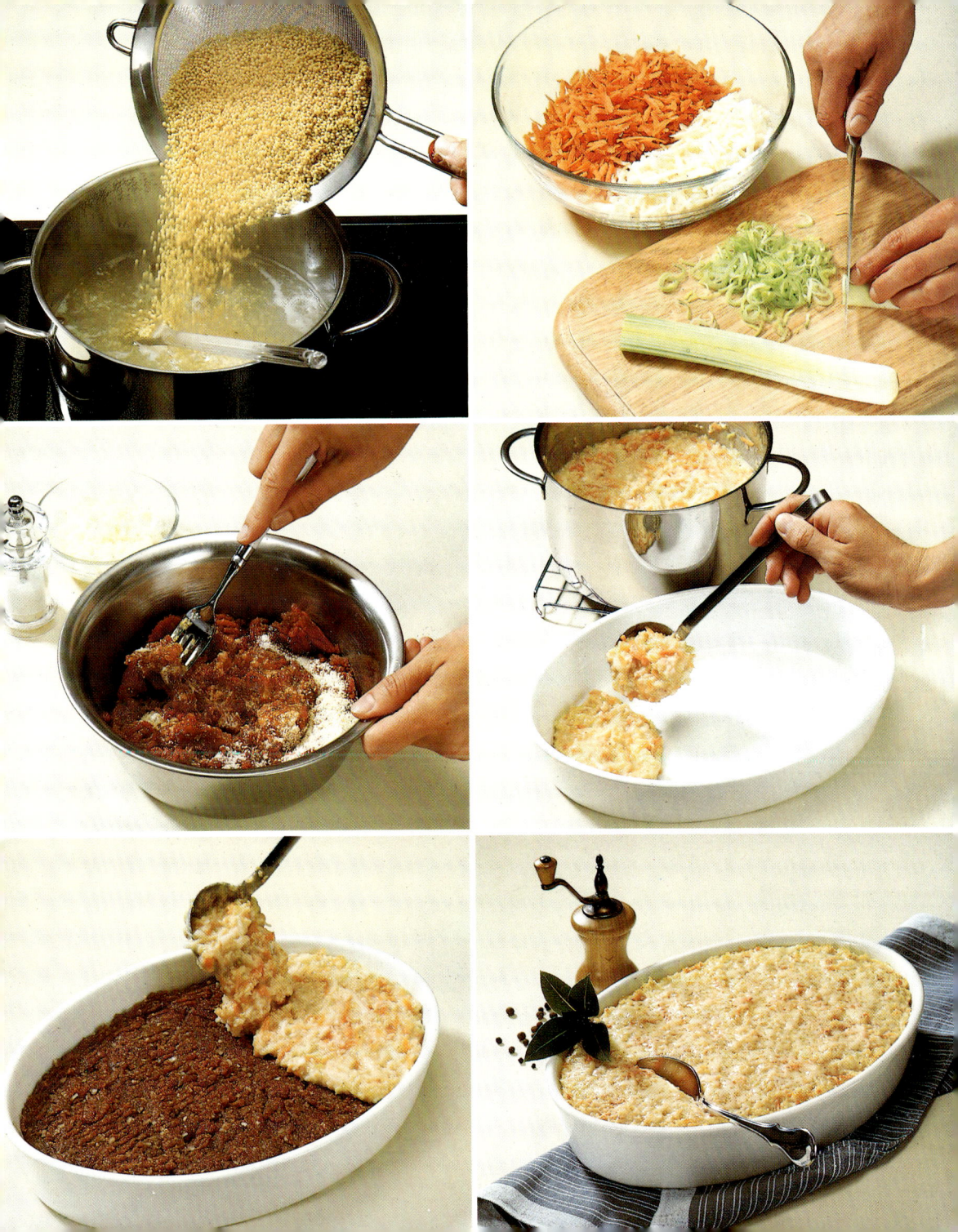

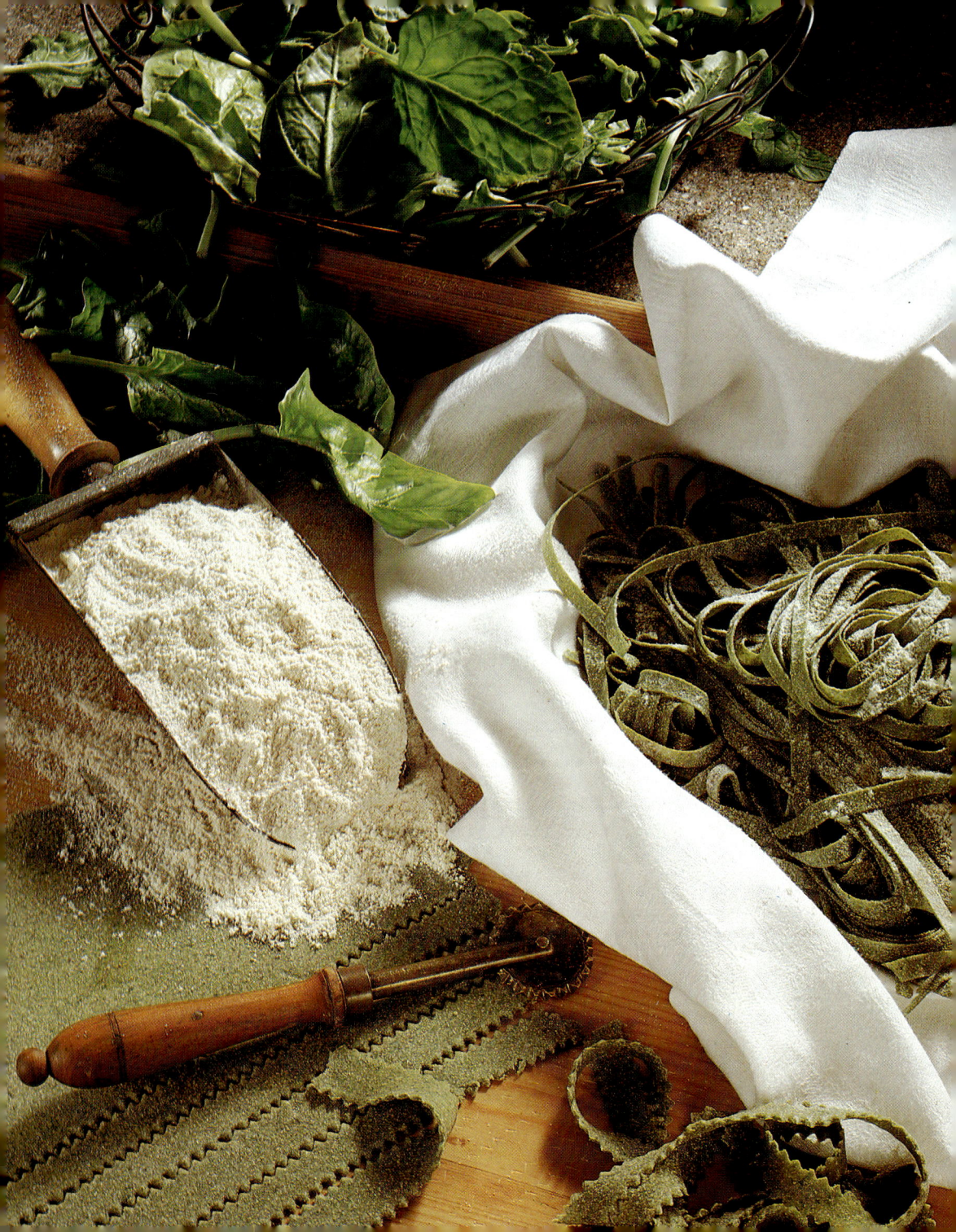

Allgemeine Diätetik

Diätetische Hinweise bei zusätzlichen Erkrankungen

Herz-Kreislauf-Erkrankungen: Kaloriengerechte, möglichst kaliumreiche Ernährung. Auf Cholesteringehalt in Nahrungsmitteln achten. Verzicht auf Kochsalz (Natrium) bei Bluthochdruck. Eiweiß in normaler Menge, vor allem Fisch (Makrelendiät). Fett einsparen; Öle und Fette mit hohem Anteil an mehrfach ungesättigten Fettsäuren bevorzugen. Kohlenhydrate möglichst in Form von Vollkornerzeugnissen, viel Gemüse und Obst. Kräuter und Gewürze statt Salz. Genußmittel mit dem Arzt abstimmen.

Erhöhter Cholesterinspiegel: Nahrungsmittel mit hohem Cholesteringehalt meiden. Eiweißhaltige Nahrungsmittel stets fettarm wählen. Fett einsparen, wo immer möglich; auf versteckte Fette und richtige Zubereitung achten. Kohlenhydrate in Form von ballaststoffreichen und pektinhaltigen Nahrungsmitteln (Vollkornerzeugnisse, viel Gemüse, Obst).

Typ-II-Diabetes: Regulierung des Körpergewichtes, also Normal- bzw. Idealgewicht erreichen. Eiweißhaltige, aber fettarme Nahrungsmittel in normaler Menge. Fett einsparen, wo immer es geht; Fette mit hohem Gehalt an Linolsäure bevorzugen. Kohlenhydrate müssen nach BE (Brot-Einheiten) berechnet werden; zu empfehlen: Vollkornprodukte, Gemüse und bestimmte Obstsorten. Kein Zucker oder Honig oder damit zubereitete Nahrungsmittel.

Erhöhter Harnsäurespiegel und Gicht: Körpergewicht normalisieren, wodurch oft der erhöhte Harnsäurespiegel im Blut gesenkt werden kann. Eiweißzufuhr reduzieren. Purinhaltige Nahrungsmittel meiden (z. B. Leber, Niere und andere Innereien). Fett einschränken; Öle und Margarinen mit hohem Anteil an Linolsäure bevorzugen. Kohlenhydrate in normaler Menge, ballaststoffreiche Nahrungsmittel bevorzugen (Vollkornerzeugnisse, Gemüse und Obst).

Erkrankungen von Leber, Gallenblase und Gallenwegen: Diese Diät könnte als optimale Ernährung für den Gesunden bezeichnet werden. Eiweiß in normaler Menge; in möglichst fettarmen Nahrungsmitteln. Fett in normaler Menge; als Brotaufstrich Butter, zur Zubereitung der Speisen Fette mit hohem Anteil an mehrfach ungesättigten Fettsäuren. Kohlenhydrate in Form von Gemüse, Obst, Vollkornerzeugnissen, Kartoffeln, ungeschältem Reis. Bei Lebererkrankungen jeder Art kein Alkohol!

Erkrankungen des Magens und Darms: Eiweiß in normaler Menge. Fett in normaler Menge (Butter, Sahne, hochwertige Öle und Margarinen). Kohlenhydrate individuell nach Verträglichkeit der jeweiligen Nahrungsmittel. Stark gezuckerte oder gesalzene, scharf gewürzte und stark gebratene Speisen möglichst meiden. Vorsicht bei Alkohol und Nikotin!

Verstopfung (Obstipation): Sehr oft sind falsche Ernährung, Hast, wenig Bewegung und seelische Belastung die Ursachen. Ballaststoffreiche Ernährung: Vollkornerzeugnisse, ungeschälter Reis, Weizenkleie (hierzu reichlich kalorienarme Flüssigkeit trinken), viel Gemüse (besonders Kohlarten, Steckrüben, Hülsenfrüchte, Kartoffeln) und Obst sowie morgens nüchtern am Vorabend eingeweichte Dörrpflaumen. (Vorsicht bei Bananen und Heidelbeeren, die stopfend wirken können, auch Rotwein und Wasserkakao ohne Zucker).

Hinweis: Für genauere Informationen gibt es in der gleichen Reihe MODERNE DIÄT bei Herz-Kreislauf-Erkrankungen, . . . zur Cholesterinspiegel-Senkung, . . . bei Typ-II-Diabetes, . . . bei erhöhtem Harnsäurespiegel und Gicht, . . . bei Erkrankungen von Leber, Gallenblase und Gallenwegen, . . . bei Magen- und Darmerkrankungen (alle im Gräfe und Unzer Verlag).

Diätkompaß

Die folgende Aufstellung soll Ihnen helfen, rasch die für Ihre Diät empfehlenswerten und die nicht empfehlenswerten Nahrungsmittel aufzufinden. Wenn Sie häufig im Restaurant essen müssen und gezwungen sind, aus einer vielleicht recht umfangreichen Speisekarte das für Sie Bekömmliche auszuwählen, empfiehlt es sich, eine Kopie dieser Liste immer mitzunehmen.

	empfehlenswert	*nicht empfehlenswert*
Fleisch, Geflügel, Wild	Kalb, Rind (mager), Schweinefilet, Lamm, Tatar (aber nicht roh!), Herz, Hirn, Bries, Leber, Zunge, Huhn, Hähnchen, Poularde, Pute, Taube, Fasan, Wildente, Kaninchen, Hase, Reh, Hirsch, Wildschwein	fettes Fleisch von Rind, Schwein, Hammel, stark gepökeltes Fleisch, scharf gebratenes Fleisch, panierte, in Fett ausgebackene Fleischstücke, fettes Geflügel (Ente, Gans); rohes oder halbgares Fleisch
Wurst, (Aufschnitt u.a.)	Diätwurst, Schinken ohne Fettrand, magerer kalter Braten, Roastbeef, Rindersaftschinken, Rauchfleisch, Bündner Fleisch, Tatar, deutsches Corned beef, Kalbfleisch-, Geflügel-, Wild- und Fischsülze. Spezialwurstsorten unter 10% Fett	Alle anderen, fetten Wurstsorten, Schweinemett, Hausmachersülze
Suppen, Saucen	magere Fleischbrühe, Gemüsebrühen, leicht gebundene Suppen, Obstsuppen fettarme Saucen, Quarkmayonnaise	fette Fleischbrühe, Mayonnaise, Buttersaucen (Sauce hollandaise, Sauce béarnaise)
Streichfette, Öle	Butter, Pflanzenmargarine und kalt gepreßte Pflanzenöle mit einem hohen Anteil an mehrfach ungesättigten Fettsäuren (Linolsäure), z. B. Sonnenblumen-, Weizenkeim-, Maiskeim- und Safloröl/Färberdistelöl	Schweineschmalz, Talg, Speck
Fisch, Schaltiere	Schellfisch, Rotbarsch, Seelachs, Kabeljau, Flunder, Scholle, Seezunge, Forelle, Hecht, Schleie, Krabben, Hummer, Krebse, Fischsülze, frischer Thunfisch	Karpfen, Hering, Aal, Makrele, Lachs, Heilbutt, Steinbutt, Thunfisch in Öl, Ölsardinen, Räucheraal
Kartoffeln, Beilagen	Pellkartoffeln, Salzkartoffeln, Kartoffelpüree, Kartoffelklöße aus gekochten Kartoffeln, Reis, Teigwaren (Nudeln, Spaghetti, Makkaroni)	Pommes frites, Kartoffelsalat mit Mayonnaise, Kartoffelpuffer, stark geröstete Bratkartoffeln
Gemüse, Salat	junge Möhren, junge Kohlrabi, Spargel, Broccoli, Blumenkohl, Prinzeßbohnen, Spinat, Sauerkraut, junge Erbsen, Rettich, rote Bete, Sellerie, Tomaten ohne Haut, Gurken als Gemüse, Salatgurke und Pilze nach Verträglichkeit, Chicorée, Kresse, Kopf-, Feld- und Endiviensalat; alle Salate mit gutem Kräuteressig oder mit Zitrone angemacht	Zwiebeln, roh oder in Fett gebräunt, Hülsenfrüchte, grobe Kohlarten (Weißkohl, Rotkohl, Wirsing), vor allem in Verbindung mit Zwiebeln, Fett und fettem Fleisch

Diätkompaß

	empfehlenswert	nicht empfehlenswert
Eier	weiche und verlorene Eier, Eierstich, Schaumomelette, lokkeres Rührei, Ei zum Legieren von Suppen, Saucen, Süßspeisen und Aufläufen. Bei Eigelb auf Verträglichkeit achten!	hartgekochte Eier, Spiegel- und Rühreier mit Speck
Milch, Milchprodukte	fettarme Milch, Magermilch, Buttermilch (jeweils bis zu ½ l täglich), Sauermilchprodukte, Magerjoghurt, Magerquark und Käse bis zu 30% Fett i. Tr., saure Sahne mit 10%, Kondensmilch mit 4% Fett	sehr fetthaltiger Käse, stark gewürzte Käsesorten
Getreide, Stärkeerzeugnisse	Mehl, Stärkemehl, Hafer- und Weizenflocken, Reis, Grieß, Sago, Puddingpulver, Teigwaren, Weizenkeime, Cornflakes. Vollkornprodukte nach Verträglichkeit	ballaststoffreiche Nahrungsmittel in großen Mengen
Brot, Gebäck	altbackenes Weißbrot, Toast, Zwieback, Knäckebrot, gut ausgebackenes, abgelagertes Mischbrot, Grahambrot, Vollkornbrot, abgelagerter Hefekuchen, Rührkuchen, Biskuitkuchen, Obstkuchen, Honigkuchen, Kekse	frisches Brot, Torten, Blätterteig-Pasteten, in schwimmendem Fett Ausgebackenes (Krapfen, Berliner Pfannkuchen, Kirchweihnudeln)
Zucker, Süßwaren	Haushaltzucker, Fruchtzucker, Traubenzucker, Honig, Gelee, Marmelade	konzentrierte Süßwaren (Bonbons, Schokolade, Pralinen) in größeren Mengen
Obst	Äpfel, Birnen (beide geschält), Bananen, Orangen, Mandarinen, Grapefruit, Erdbeeren, Himbeeren, Heidelbeeren, Brombeeren, Melonen, Pfirsiche, Aprikosen. Obst als Kompott besser verträglich.	unreifes Obst, Pflaumen, Stachelbeeren und Johannisbeeren, Äpfel und Birnen mit Schale
Gewürze, Würzsaucen, Kräuter	Kümmel, Anis, Fenchel, Nelken, Zimt, Muskat, Lorbeerblätter, Wacholderbeeren, Piment- und Pfefferkörner, Tomatenmark, Tomatenketchup, Hefeflocken, Hefeextrakt. Bei Verträglichkeit auch Curry- und Chilipulver, Knoblauch-, Zwiebel- und edelsüßes Paprikapulver in kleinen Mengen, alle Küchenkräuter (siehe Seite 22)	scharfer Senf, Pfeffer und Rosenpaprika in größeren Mengen, englische Saucen, Essig aus Essenz
Getränke	schwarzer Tee, Kräutertee, Bohnenkaffee (nach Verträglichkeit), Obst- und Gemüsesäfte, Milchmixgetränke, Milchkakao aus Magermilch oder fettarmer Milch, Mineralwasser ohne künstlichen Kohlensäurezusatz	**Bei Erkrankungen der Bauchspeicheldrüse ist jeder Alkohol verboten!** starker Bohnenkaffee, kohlensäurehaltige Getränke

Kleine Ernährungslehre

Diese **Ernährungslehre für den Gesunden** dient als Ergänzung und Begriffserläuterung der **Diätetik für den Patienten** im vorangegangenen Kapitel. Selbstverständlich gilt für die Pankreasdiät vorrangig, was dort und in der »Medizinischen Einführung« auf den Seiten 8–11 bereits gesagt worden ist.

Unsere Nahrungsmittel bestehen aus den energieliefernden Nährstoffen (Eiweiß, Fett, Kohlenhydrate) und den Wirkstoffen (Vitamine, Mineralstoffe, Spurenelemente), hinzu kommen Wasser sowie Aromastoffe.

Durch die neuen Richtlinien der Deutschen Gesellschaft für Ernährung e. V. für die Nährstoffzufuhr von 1985 hat sich einiges geändert: Die Eiweißzufuhr ist geringer geworden. Die gesamte Fettzufuhr wurde reduziert. Die Kohlenhydratzufuhr wurde in Form von ballaststoffreichen Nahrungsmitteln erhöht. Dabei werden der Vitamin-, der Mineralstoffbedarf und der Bedarf an bestimmten Spurenelementen sowie an essentiellen (lebensnotwendigen) Fettsäuren gedeckt. So kann man sagen, daß bei einer guten gemischten Kost, die fettarm und schonend zubereitet wird, eine optimale Ernährung gewährleistet ist.

Energie

Die Energie, die bei der Verbrennung der Nährstoffe im Körper frei wird, wurde früher in Kalorien (cal) angegeben. 1 Kilokalorie (große Kalorie) ist die Energiemenge, die notwendig ist, um 1 l Wasser um 1 Grad (von 14,5° auf 15,5° C) zu erwärmen. Seit 1978 wurde anstelle der Kalorie (Kilokalorie) das Joule (Kilojoule) als amtliche Maßeinheit eingeführt, nach dem englischen Physiker J. P. Joule benannt. 1 Kilokalorie (kcal) = 4,186 Kilojoule (kJ).

1 g Eiweiß liefert 17,2 Kilojoule (kJ) = 4,1 Kilokalorien (kcal).

1 g Fett liefert 38,9 Kilojoule (kJ) = 9,3 Kilokalorien (kcal).

1 g Kohlenhydrate liefert 17,2 Kilojoule (kJ) = 4,1 Kilokalorien (kcal).

Eiweiß

Eiweiß (Protein) dient in erster Linie dem Aufbau und der Erhaltung der Körperzellen. Erst in zweiter Linie hat es als Energiequelle Bedeutung. Der gesunde Erwachsene braucht pro Tag mindestens 0,8 g Eiweiß pro Kilogramm Körpergewicht.

Normalgewicht/Idealgewicht nach der »Broca«-Formel berechnet: Körperlänge in Zentimeter minus 100 = Kilogramm *Normalgewicht*, zum Beispiel hat ein Mann von 170 cm Größe minus 100 = 70 kg Normalgewicht.

Für das *Idealgewicht* zieht man beim Mann nochmals 10%, bei der Frau 15% ab. Der Mann unseres Beispiels hätte also mit 70 kg minus 10% = 63 kg sein Idealgewicht.

Bei 0,8 g Eiweiß pro Kilogramm Körpergewicht bedeutet das im Fall des Mannes von 70 kg mindestens 70 × 0,8 = 56 g Eiweiß pro Tag. Die tägliche Eiweißzufuhr sollte jedoch beim gesunden Erwachsenen höher liegen und 60–70 g pro Tag beziehungsweise 12–13% der täglichen Energiemenge (kJ/kcal) ausmachen. Beispiel: Bei einem Tagesbedarf von 2000 Kilokalorien entsprechen 13% = 260 kcal. Das entspricht bei 4,1 kcal pro Gramm Eiweiß rund 64 g Eiweiß.

Wichtig: Die Hälfte der täglichen Gesamteiweißmenge sollte tierischer Herkunft sein, weil darin bestimmte, für den menschlichen Körper lebensnotwendige Aminosäuren (Eiweißbausteine) enthalten sind. Tierisches Eiweiß (überwiegend in Trinkmilch, fettarmer Milch, Magermilch, Joghurt, Dickmilch, Quark, Käse, Fleisch, Fisch und Ei) und pflanzliches Eiweiß (in Kartoffeln, Getreideprodukten, Hülsenfrüchten, Sojabohnen und vielem mehr) ergänzen sich in der Ernährung vortrefflich.

Kleine Ernährungslehre

Fett

Fett ist unter den Nährstoffen die größte Energiequelle. Die Art des Fettes wird durch den Gehalt an gesättigten und mehrfach ungesättigten Fettsäuren bestimmt. Die tägliche Fettzufuhr soll 25–30% der Energiemenge betragen. Bei unserem Beispiel von 2000 Kilokalorien pro Tag bedeutet das bei 30% Fettanteil = 64,5 oder rund 65 g Gesamtfett. Die Tageshöchstmenge sollte beim Mann 70–80 g, bei der Frau 60–70 g nicht überschreiten.

Wichtig: Die Gesamtfettmenge setzt sich aus den sichtbaren Fetten (Koch- und Streichfett wie Butter, Margarine, Öl, Schmalz und so weiter) und den unsichtbaren Fetten (in Fleisch, Wurst, fettem Fisch, Vollmilch, Käse, Eiern, Nüssen und Schokolade) zusammen.

Kohlenhydrate

Man unterscheidet komplexe Kohlenhydrate (Stärke) und einfache Kohlenhydrate (Zucker). Beide liefern im Stoffwechsel Energie. Der Anteil der Kohlenhydrate an der Energiezufuhr sollte 55–60% betragen. Das wären bei einem Energiebedarf von 2000 kcal 268–293 g pro Tag. Stärkehaltige Lebensmittel sollten bevorzugt werden: Vollkornerzeugnisse, Kartoffeln, Hülsenfrüchte und andere Gemüse. Mit diesen Lebensmitteln werden zugleich ausreichende Mengen von Ballaststoffen, Mineralstoffen und wasserlöslichen Vitaminen zugeführt.
Kohlenhydrate in Form verschiedener Zucker sind enthalten in Süßigkeiten (Bonbons, Konfekt), Honig, Marmelade, Obst sowie in Milch (Milchzucker). Auch Getränke wie Limonade, Obst- und Gemüsesäfte, Bier und Liköre enthalten Zucker!

Wichtig: Haushaltszucker enthält Zucker in reiner Form (sogenannte »leere Kalorien«). Ihm fehlen die sonst in kohlenhydrathaltigen Lebensmitteln enthaltenen Vitamine der B-Gruppe. Hoher Zuckerverzehr regt den Appetit an und fördert den Fettansatz, falls nicht Körperarbeit oder Sport für einen entsprechend hohen Energieumsatz sorgen. Außerdem fördert Zucker die Zahnkaries. Er sollte deshalb nur in geringen Mengen – wie ein Gewürz – verzehrt werden.

Ballaststoffe

Die meisten Ballaststoffe wie zum Beispiel Zellulose oder Pektine gehören chemisch gesehen zwar auch zu den Kohlenhydraten, werden aber im Darm nicht verdaut und somit gar nicht oder nur in geringem Umfange ausgenutzt. Dennoch sind Ballaststoffe sehr wichtig, denn sie erhöhen den Sättigungswert der Kost, fördern die Darmtätigkeit, senken den Cholesterinspiegel und beugen der Entwicklung von Gallensteinen sowie von Darmkrebs vor. Die tägliche Zufuhr von Ballaststoffen sollte bei über 30 g liegen.
Ballaststoffe sind in der Fasersubstanz pflanzlicher Lebensmittel wie Gemüsen, Hülsenfrüchten, Obst und Vollkornerzeugnissen enthalten. Besonders viel findet sich in Kleie.

Wirkstoffe

Die Wirkstoffe (Vitamine, Mineralstoffe und Spurenelemente) sind für die Funktionen des menschlichen Organismus unentbehrlich.
Die *Vitamine* werden eingeteilt in
● fettlösliche Vitamine: A, D, E und K in fetthaltigen tierischen Nahrungsmitteln. Die Vorstufe des Vitamin A, das Carotin, findet man in pflanzlichen Nahrungsmitteln (Gemüse, Obst).
● wasserlösliche Vitamine: C und B-Gruppe. Vitamin C ist vor allem in Zitrusfrüchten, in Beeren, in vielen anderen Obstsorten und in Gemüse enthalten. Die Vitamine der B-Gruppe findet man in pflanzlichen (Gemüse, Hülsenfrüchte, Obst, Vollkornprodukte) und tierischen Nahrungsmitteln (Fleisch, Geflügel, Fisch, Milch, Milchprodukte).

19

Zu den *Mineralstoffen* gehören Calcium, Kalium, Natrium, Phosphor, Magnesium. Bei einer abwechslungsreichen, gemischten Kost wird der Mineralstoffbedarf gedeckt. Zu empfehlen ist täglich ¼ bis ½ l Milch (fettarme Milch, Buttermilch) wegen des hohen Calciumgehaltes (wichtig für Knochen und Zähne) und des enthaltenen hochwertigen Eiweißes.

Zu den *Spurenelementen* zählen Eisen, Jod, Fluor, Mangan. Auch sie haben viele Aufgaben im Organismus. Bei Eisenmangel sollte Kalbs- oder Schweineleber (weniger Schwermetalle enthalten als in Rinderleber) gegessen werden. Aber auch in Fleisch, Geflügel und pflanzlichen Nahrungsmitteln ist Eisen zu finden. Bei Jodmangel empfiehlt die Deutsche Gesellschaft für Ernährung, 1- bis 2mal pro Woche Seefisch zu essen und mit Jodsalz (jodiertem Kochsalz) zu salzen.

Wasser

Auch das Wasser ist für den Organismus von Bedeutung. Es dient zum Beispiel als Lösungs- und Transportmittel der Nährstoffe im Blut. Es werden täglich 2 bis 2½ Liter Flüssigkeit benötigt, davon 1 bis 1½ Liter als Getränke, der Rest in wasserhaltigen Nahrungsmitteln (Obst, Gemüse, Kartoffeln und so weiter). Besonders ältere Menschen sollten auf genügende Flüssigkeitszufuhr achten.

Aromastoffe

Hierzu zählen die Gewürze. Auch diese Stoffe sollten in der Kost nicht fehlen, denn sie regen den Appetit und den Speichelfluß an und sorgen damit für die Bekömmlichkeit der Nahrung.

Genußmittel

Sie gehören nicht zur Ernährung, sind aber bei unserer Lebensweise üblich: Alkohol, Nikotin, Bohnenkaffee und schwarzer Tee. Wer meint, nicht darauf verzichten zu können, bei dem wird gegen ein Gläschen Wein oder Sekt (nicht regelmäßig), 3–4 Tassen Bohnenkaffee oder schwarzen Tee pro Tag nichts einzuwenden sein. Zigaretten oder Tabak sind jedoch so gesundheitsschädlich, daß man sie völlig meiden sollte. Das gilt allerdings für Gesunde, und Sie sollten im Zweifelsfalle unbedingt immer Ihren Arzt fragen! Bei Pankreaserkrankungen besteht absolutes Alkoholverbot.

Das sollten Sie wissen

Fettsäuren: Fett setzt sich aus Glycerin und Fettsäuren zusammen. Es gibt gesättigte und ungesättigte (essentielle/lebensnotwendige) Fettsäuren. Wie stoffwechselwirksam ein Öl oder eine Margarine ist, hängt von der Art der enthaltenen Fettsäuren ab. So ist eine der wichtigsten mehrfach ungesättigten Fettsäuren die Linolsäure (zum Beispiel in Sonnenblumen-, Distel-, Weizenkeim-, Soja-, Maiskeim- und anderen Ölen oder daraus hergestellten Margarinen). Sie hilft, erhöhte Cholesterinwerte im Blut zu senken. Der gesunde Mensch benötigt pro Tag etwa 10 g Linolsäure, die in etwa 20 g Maiskeimöl (oder anderen oben genannten Ölen) enthalten sind. Linolsäurereiche Fette sollten möglichst nicht zu stark erhitzt werden, weil dadurch ein Teil ihrer Wirkung verlorengeht. Diese Fettarten enthalten genausoviel Energie (Joule/Kalorien) wie jedes andere Öl (Butter und Margarine enthalten 80% Fett, 20% Wasser). Das sollte der Übergewichtige beim Abnehmen bedenken.

Kochsalz/Natrium: Die chemische Verbindung Natriumchlorid (NaCl) ist das Kochsalz. Erhöhte Kochsalzzufuhr kann bei entsprechender Veranlagung zu Bluthochdruck führen. Es ist vornehmlich das Natrium, das sich dabei negativ auswirkt. Kochsalz ist in angemessener Menge unentbehrlich für unseren Organismus. Die meisten Menschen essen allerdings zuviel Salz, und das ist ungesund; der Bundesbürger ißt im Durchschnitt täglich etwa 15 g Salz – wünschenswert wären dagegen nur 3–5 g pro Tag!

Tips für die Diätküche

Viele der folgenden Tips sind für jede gesundheitsbewußte Ernährung zu empfehlen, etwa der überlegte Einkauf oder die schonende Vor- und Zubereitung der Nahrungsmittel. Bei einer Diät für Kranke sind sie erst recht wichtig, und manches ist hier noch speziell zu beachten.

Richtiger Einkauf

● Obst, Gemüse, Fleisch, Geflügel, Fisch müssen frisch sein.
● Tiefkühlware muß aus einer gepflegten (nicht vereisten) Gefriertruhe stammen.
● Bei verpackter Ware und bei Konserven Verfallsdatum beachten. Dosen mit gewölbtem Deckel können bereits Krankheitserreger enthalten!
● Größere Mengen Frischware kühl und zugedeckt aufbewahren oder rasch verarbeiten (sonst Nährstoffverluste).
● Deklaration der Waren beachten:
Bei Öl/Margarine ist der Gehalt an mehrfach ungesättigten Fettsäuren wichtig. Kaltgepreßte Öle sind Öle, die ohne Hitzeeinwirkung und ohne chemische Extraktionsstoffe hergestellt werden.
● Fett i. Tr. (in der Trockenmasse) bei Käse: der absolute Fettanteil beträgt etwas mehr als die Hälfte der genannten Fettstufe, also bei 100 g Edamer Käse (40% Fett i. Tr.) ist der absolute Fettgehalt etwa 22 g.

Richtige Zubereitung

● Alle Nahrungsmittel kurz vor dem Verzehr schonend vor- und zubereiten, damit die Inhaltsstoffe so weit wie möglich erhalten bleiben.
● Zutaten, die geputzt, gewaschen, zerschnitten werden müssen, nicht in Wasser liegen lassen, nicht kleiner schneiden als nötig.
● Das passende Kochgeschirr (mit gut schließendem Deckel) wählen.
● In möglichst wenig Flüssigkeit garen. Das Gargut erst zugeben, wenn die Flüssigkeit kocht, damit sich die Poren rasch schließen.

● Gemüse zugedeckt garen und häufiges Umrühren vermeiden (Vitaminverluste).
● Die geeignetsten Gartechniken bei der Pankreasdiät sind für Fleisch und Fisch: grillen, garen in der beschichteten Pfanne, in der Alufolie, der Braten-Klarsichtfolie oder im Tontopf. Beim Schmoren, Braten und Dünsten kommen Sie dabei mit einer geringen Fettmenge aus, und die Geschmacksstoffe bleiben voll erhalten.
● Vitamin- und mineralstoffsparende Gartechniken (besonders für Gemüse) sind kurzes Dünsten in wenig Wasser, Dämpfen im Siebeinsatz oder in Spezialtöpfen. Die zum Dämpfen benötigte Flüssigkeit für eine Suppe oder Sauce verwenden.
● Speisen möglichst nicht lange warm halten oder aufwärmen.

Zu den Rezepten dieses Buches

● Mengenangaben: Die Mengen sind in Gramm und als zusätzliche Hilfe, wo möglich, in Löffeln oder Stück angegeben. Sie sollten sich aber unbedingt eine Diätwaage anschaffen und sicherheitshalber einmal Scheiben von Käse, Brot oder ähnlichem abwiegen und Ihre Ergebnisse mit denen im Rezept vergleichen. Auch Löffel sind nicht in jedem Haushalt gleich groß.
● Nährwertberechnung: Die in den Rezepten angegebenen Werte beziehen sich auf den eßbaren Anteil der Nahrungsmittel. Es sind Durchschnittswerte, die geringfügig schwanken können.
● Garzeiten: Die angegebenen Garzeiten können sich nach oben oder unten verschieben je nach Beschaffenheit des Koch- oder Bratgutes sowie Ihres Herdtyps.
● Diätfette: In den Rezepten wird der Einfachheit halber von »Diätöl« oder »Diätmargarine« gesprochen. Gemeint sind damit alle Fettarten, die einen hohen Anteil an mehrfach ungesättigten Fettsäuren aufweisen (siehe Seite 20).
● Kräuter: Bei der Pankreasdiät sollen scharfe Gewürze vermieden werden. Verwenden Sie also

Kräuter zum Würzen. Auch wenn Sie keinen eigenen Garten haben, läßt sich auf dem Balkon oder am Fenster ein »Kräuterbeet« anlegen. Wie man Kräuter schmackhaft verwendet, lesen Sie unten.

● Abwandlung für die übrige Familie: Nehmen Sie jeweils von der zubereiteten Speise erst die Diätportion ab. Den Rest des Gerichtes reichern Sie dann nach Vorschlag oder eigenen Wünschen an. Wenn die Abwandlung einen eigenen Kochvorgang erfordert, wird darauf hingewiesen.

Kräuter von A bis Z

Basilikum: Fisch-, Tomatensuppe, Tomaten-, Kräutersauce, Tomatensalat, gekochter Fisch, Kalb-, Lammfleisch, geschmortes Hähnchen, Tomatengemüse, Nudeln, Kräuterkartoffeln

Beifuß: Kräutersauce, gemischter Salat, Geflügel-, Wildragout, Eintöpfe

Bohnenkraut: Gemüse-, Kartoffelsuppe, Salatsaucen, grüner Salat, gekochter Fisch, Lammragout, gedünstetes Fleisch, Farcen, Gurkengemüse, gekochte Kartoffeln

Borretsch: Kräutersuppen, Kräuter-, Salat-, Tomatensauce, grüner, gemischter Salat, Gurkengemüse, Pilze, Kräuterquark

Dill: Kräutersuppe, Gemüse-, Kräuter-, Dillsauce, Tomaten-, Kopf-, Kartoffelsalat, Seefischfilet, Kalb-, Lammfleisch, gekochtes Huhn, Bohnen-, Gurken-, Möhrengemüse, Pilze, Quark

Estragon: Geflügel-, Fleischbrühe, Kartoffelsuppe, Vinaigrette, Spargel-, Kartoffel-, Sellerie-, Chicorée-, grüner Salat, Thunfisch, Fischragout, Kalb-, Lammfleisch, Huhn, Wild, Möhren-, Tomatengemüse, Pilze, Nudelgerichte

Kerbel: Kerbel-, Kartoffelsuppe, Kräuter-, Salatsaucen, gekochter oder gegrillter Fisch, Kalb-, Lammfleischgerichte, Huhngerichte, Tomatengemüse, Spinat, Reis, pikanter Quark

Liebstöckel: Kartoffel-, Gemüse-, Cremesuppen, Bouillon, helle Saucen, Salatsaucen, grüner, gemischter Salat, gekochter Fisch, gekochtes Rind-

fleisch, Lammfleisch, Fleischfüllung, Geflügelragout, Spinat, Kohlrabigemüse

Lorbeer: Kartoffel-, Tomaten-, Gemüsesuppe, Bouillon, gekochter Fisch, gekochtes Kalb- oder Rindfleisch, Geflügel, Wild, Auberginen-, Kartoffelgemüse, Brühkartoffeln, Sülzen

Majoran: Kartoffel-, Tomaten-, Gemüsesuppe, Kräutersauce, Kartoffel-, Erbsen-, Fleisch-, Fischsalat, gedünsteter Fisch, Schweine-, Lammfleisch, Huhn, Möhrengemüse, Eintöpfe

Oregano: Tomatensuppe, Bouillon, Tomaten-, Kräuter-, Salatsauce, Tomaten-, grüner, gemischter Salat, gedünsteter Seefisch, Kalbfleisch, Wildgeflügel, Geflügelfüllungen

Petersilie: pikante Suppen, Kräuter-, Salat-, Petersiliensauce, Salate, gekochter oder gegrillter Fisch, Schweine-, Rind-, Kalb-, Lammfleischgerichte, Hühnergerichte, Gemüsegerichte, Kartoffeln, pikanter Quark

Pfefferminze: Minzsauce, Obst-, Gemüsesalat, gekochter Fisch, Kalb-, Hammel- und Lammfleischgerichte, Möhrengemüse

Pimpinelle: Kartoffel-, Tomaten-, Pilzsuppe, Bouillon, Kräuter-, Salatsauce, Tomaten-, Kartoffel-, grüner Salat, Hecht, gegrillter oder gekochter Fisch, Ragout, Frikassee von hellem Fleisch, Kohlrabi-, Gurken-, Tomatengemüse

Portulak: Kräuter-, Tomatensuppe, Kräutersauce, Vinaigrette, Grilladen, Eintöpfe, Quark

Rosmarin: Tomaten-, Pilzsuppe, Minestrone, Tomaten-, Salat-, Kräutersauce, Tomaten-, Käsesalat, gegrillter Fisch, Fischmarinade, Schweine-, Rind-, Kalb-, Lammfleischgerichte, Grilladen, geschmortes Huhn, Wildgerichte, Tomaten-, Gurken-, Auberginengemüse, Pilze

Salbei: Creme-, Fischsuppen, Bouillon, Kräuter-, Salatsauce, Fisch-, Geflügel-, grüner Salat, Rohkost, gegrillter Seefisch, Lamm-, Kalbfleisch, Schinken, Wild, Geflügel, Teigwaren

Sauerampfer: helle, Kräuter-, Kerbel-, Sauerampfersuppe, Kräutersauce, Kopf-, Endiviensalat, Fischfüllung, Kalbsfilet, Sauerampfergemüse (wie Spinat), Kräuterquark

Schnittlauch: Tomaten-, Kartoffelsuppe, Bouillon, helle, Tomaten-, Kräuter-, Salatsauce, Kartoffel-, Tomaten-, Gemüse-, grüner Salat, Rohkost, gekochter Seefisch, gekochtes Rindfleisch, Ragouts, Möhren-, Blumenkohlgemüse, Pilze, Kartoffeln, pikanter Quark, belegte Brote
Thymian: Tomaten-, Kartoffel-, Fisch-, Gemüsesuppe, Salatsaucen, rote Bete, gegrillter oder gekochter Fisch, Rind-, Kalb-, Schweine-, Lammfleischgerichte, Geflügel, Wild, Möhrengemüse, Pilze, Eintöpfe, Kartoffelgerichte
Zitronenmelisse: Gemüsesuppe, Kräuter-, Salatsauce, Blattsalate, Rohkost, Fischfüllung, Kalbsragout, Sülze, Hähnchen, Puter, Wildgerichte, Möhrengemüse, Kräuterquark, frische Getränke

Getränke und Beilagen

Jedes Frühstück und jede Hauptmahlzeit kann durch ein Getränk beziehungsweise eine der aufgeführten Beilagen ergänzt werden.

150 g Tomatensaft (1 Glas)
Nährwert etwa: 75 kJ, 20 kcal, 1 g Eiweiß, 0 g Fett, 3 g Kohlenhydrate, 0 g Ballaststoffe
150 g Apfelsaft (1 Glas)
Nährwert etwa: 300 kJ, 70 kcal, 0 g Eiweiß, 0 g Fett, 18 g Kohlenhydrate, 0 g Ballaststoffe
150 g roter Johannisbeersaft (1 Glas)
Nährwert etwa: 310 kJ, 75 kcal, 1 g Eiweiß, 0 g Fett, 18 g Kohlenhydrate, 0 g Ballaststoffe
150 g schwarzer Johannisbeersaft (1 Glas)
Nährwert etwa: 340 kJ, 80 kcal, 1 g Eiweiß, 0 g Fett, 20 g Kohlenhydrate, 0 g Ballaststoffe
150 g frischer Orangensaft (1 Glas)
Nährwert etwa: 295 kJ, 70 kcal, 1 g Eiweiß, 0 Fett, 15 g Kohlenhydrate, 0 g Ballaststoffe
150 g Traubensaft (1 Glas)
Nährwert etwa: 430 kJ, 100 kcal, 0 g Eiweiß, 0 g Fett, 26 g Kohlenhydrate, 0 g Ballaststoffe
Bananen-Mixgetränk
Pro Portion: ½ l Buttermilch · 50 g Banane (1 kleine) · 5 g Zitronensaft (1 Teel.) · 5 g Zucker

(1 gestrichener Teel.)
Nährwert etwa: 720 kJ, 170 kcal, 11 g Eiweiß, 3 g Fett, 27 g Kohlenhydrate, 2 g Ballaststoffe
Sanddorn-Mixgetränk
Pro Portion: ¼ l Buttermilch · 30 g gesüßter Sanddorn (1½ Eßl.)
Nährwert etwa: 460 kJ, 110 kcal, 10 g Eiweiß, 3 g Fett, 10 g Kohlenhydrate, 0 g Ballaststoffe
1 Tasse Fleischbrühe
(aus 1 gestrichenen Teel. Instant-Fleischbrühe = 3 g und ¼ l heißem Wasser)
Nährwert etwa: 30 kJ, 7 kcal, 1 g Eiweiß, 0 g Fett, 0 g Kohlenhydrate, 0 g Ballaststoffe
1 Portion Kartoffeln (200 g)
Nährwert etwa: 600 kJ, 145 kcal, 4 g Eiweiß, 0 g Fett, 32 g Kohlenhydrate, 2 g Ballaststoffe
Kartoffelpüree
(aus 1 Packung Püreepulver von 125 g mit ½ l Wasser und ¼ l fettarmer Milch mit 1,5% Fett sowie 10 g Diätmargarine oder Butter)
Nährwert pro Portion etwa: 1200 kJ, 290 kcal, 11 g Eiweiß, 16 g Fett, 28 g Kohlenhydrate, 0 g Ballaststoffe
1 Portion Kartoffelknödel
(2 Stück, aus 55 g Kartoffelknödelpulver)
Nährwert etwa: 250 kJ, 60 kcal, 1 g Eiweiß, 0 g Fett, 14 g Kohlenhydrate, 0 g Ballaststoffe
1 Portion Vollreis (Naturreis)
(aus 50 g rohem Reis, in Wasser gekocht)
Nährwert etwa: 770 kJ, 185 kcal, 4 g Eiweiß, 1 g Fett, 37 g Kohlenhydrate, 1 g Ballaststoffe
1 Portion polierter (geschälter) Reis
(aus 50 g rohem Reis, in Wasser gekocht)
Nährwert etwa: 670 kJ, 160 kcal, 4 g Eiweiß, 0 g Fett, 39 g Kohlenhydrate, 0 g Ballaststoffe
1 Portion Vollkornnudeln
(aus 60 g rohen Teigwaren, in Wasser gekocht)
Nährwert etwa: 875 kJ, 205 kcal, 9 g Eiweiß, 2 g Fett, 38 g Kohlenhydrate, 9 g Ballaststoffe
1 Portion Eierteigwaren
(aus 60 g rohen Nudeln, in Wasser gekocht)
Nährwert etwa: 925 kJ, 220 kcal, 8 g Eiweiß, 2 g Fett, 43 g Kohlenhydrate, 0 g Ballaststoffe

Frühstücksvariationen

Frühstück 1

Zutaten für 1 Portion:
250 g Magermilch (¼ l) · 20 g Getreideflocken
(2 gehäufte Eßl.) oder Corn-flakes (5 gehäufte
Eßl) · 5 g Zucker (1 gestrichener Teel.)

Nährwert etwa: 750 kJ/180 kcal
12 g Eiweiß · 2 g Fett · 30 g Kohlenhydrate ·
1 g Ballaststoffe

● Zubereitungszeit: etwa 10 Minuten

Abwandlung für die übrige Familie:
Statt Magermilch Vollmilch verwenden.

Mein Tip Wird dem Patienten bereits
etwas mehr Fett erlaubt, dann kann statt
der Magermilch fettarme Milch mit 1,5%
Fett genommen werden.

Frühstück 2

Zutaten für 1 Portion:
2 Tassen Milchschokolade aus 250 g Magermilch
(¼ l) und 10 g Schokoladenpuler, gesüßt (2 gestri-
chene Eßl.) · 20 g Knäckebrot (2 Scheiben) ·
5 g Diätmargarine oder Butter (1 gestrichener
Teel.) · 60 g weichgekochtes Ei (1 mittelgroßes) ·
10 g Gelee (2 gestrichene Teel.)

Nährwert etwa: 1400 kJ/330 kcal
19 g Eiweiß · 11 g Fett · 32 g Kohlenhydrate ·
2 g Ballaststoffe

● Zubereitungszeit: etwa 15 Minuten

Abwandlung für die übrige Familie: Die Schokolade mit Vollmilch zubereiten.

Frühstück 3

Zutaten für 1 Portion:
1 Portion Flockenfrischbrei mit Obst (Rezept Seite
26) · 150 g Orangensaft · 1 Tasse Kaffee oder Tee ·
5 g Zucker (1 gestrichener Teel.) · 5 g Dosenmilch
mit 4% Fett (1 Teel.) · 40 g Mischbrot (1 Scheibe) ·
5 g Diätmargarine oder Butter (1 gestrichener
Teel.) · 30 g magerer gekochter Schinken ohne
Fettrand (1 Scheibe)

Nährwert etwa: 1290 kJ/305 kcal
10 g Eiweiß · 10 g Fett · 40 g Kohlenhydrate ·
2 g Ballaststoffe (ohne Müsli)

● Zubereitungszeit: etwa 15 Minuten

Frühstück 4

Zutaten für 1 Portion:
2 Tassen Kaffee oder Tee · 10 g Zucker (2 gestri-
chene Teel.) · 10 g Dosenmilch mit 4% Fett
(2 Teel.) · 40 g Brötchen (1 Stück) · 40 g Graham-
brot (1 Scheibe) · 10 g Diätmargarine oder Butter
(2 gestrichene Teel.) · 25 g Schnittkäse mit 30%
Fett i. Tr. (1 Scheibe) · 20 g Honig (1 gestrichener
Eßl.)

Nährwert etwa: 1890 kJ/445 kcal
13 g Eiweiß · 13 g Fett · 66 g Kohlenhydrate ·
3 g Ballaststoffe

● Zubereitungszeit: etwa 15 Minuten

Mein Tip Wenn Sie den Kaffee oder
Tee ungesüßt trinken, können Sie die 10 g
Zucker, die Sie einsparen (= 168 kJ/
40 kcal und 10 g Kohlenhydrate), vom
Nährwert des Frühstücks abziehen.

Frühstück nach Wahl

Aus der folgenden Übersicht können Sie sich ein Frühstück oder Zwischenmahlzeiten nach eigenem Geschmack zusammenstellen (siehe auch »Getränke und Beilagen« Seite 23).

Nahrungsmittel (eßbarer Anteil)	Nährwert etwa kJ	kcal	Eiweiß g	Fett g	Kohlen-hydrate g	Ballast-stoffe g
10 g Zucker (2 gestr. Teel.)	170	40	0	0	10	0
20 g Honig (1 gestr. Eßl.)	270	65	0	0	16	0
20 g Marmelade im Durchschnitt (1 gestr. Eßl.)	240	55	0	0	14	0
10 g Dosenmilch/Kondensmilch mit 4% Fett (2 Teel.)	45	10	1	0	1	0
10 g Trinkmilch mit 3,5% Fett (1 Eßl.)	27	7	1	1	1	0
¼ l Magermilch (1 Glas)	360	85	9	1	12	0
¼ l fettarme Milch mit 1,5% Fett (1 Glas)	475	115	8	4	12	0
40 g Mischbrot (1 Scheibe)	400	95	3	1	19	2
40 g Weizenvollkornbrot (1 Scheibe)	360	85	3	1	16	2
25 g Weiß- oder Toastbrot (1 Scheibe)	280	65	2	1	12	1
40 g Brötchen (1 Stück)	450	110	4	1	22	1
10 g Knäckebrot (1 Scheibe)	150	35	1	0	7	1
10 g Zwieback (1 Stück)	160	40	1	1	8	0
10 g Butter (2 gestr. Teel.)	320	75	0	9	0	0
10 g Diätmargarine (2 gestr. Teel.)	300	70	0	8	0	0
30 g magere Wurst (1 Scheibe)	250	60	4	5	0	0
30 g deutsches Corned beef (1 Scheibe)	180	45	7	2	0	0
50 g magerer gekochter Schinken (1 Scheibe)	550	130	10	10	0	0
25 g Schnittkäse mit 30% Fett i. Tr. (1 Scheibe)	280	65	7	4	0	0
30 g Camembert mit 30% Fett i. Tr.	270	65	7	4	0	0
30 g Schmelzkäse mit 20% Fett i. Tr.	205	50	5	2	2	0
50 g körniger Frischkäse (Hüttenkäse) mit 20% Fett i. Tr.	230	55	7	3	0	0
50 g magerer Speisequark (1 geh. Eßl.)	160	40	7	1	2	0
60 g Ei (1 mittelgroßes)	340	80	7	6	0	0
60 g Tomate (1 mittelgroße)	55	15	1	1	3	2

Imbisse · Kleine Mahlzeiten

Kräuterquark

Bild nebenstehend

Zutaten für 4 Portionen:
50 g frische gemischte Kräuter, zum Beispiel
Schnittlauch, Petersilie, Dill, Kresse, Kerbel, Bor-
retsch und Zitronenmelisse · 35 g hartgekochtes
Eiweiß (von 1 mittelgroßen Ei) · 250 g magerer
Speisequark · 50 g saure Sahne mit 10% Fett
(3 gestrichene Eßl.) · Salz · Knoblauchpulver

Nährwert pro Portion etwa: 80 kJ/90 kcal
10 g Eiweiß · 4 g Fett · 4 g Kohlenhydrate ·
1 g Ballaststoffe

● Zubereitungszeit: etwa 15 Minuten

So wird's gemacht: Die Kräuter kalt waschen,
trockenschleudern oder mit Küchenkrepp trok-
kentupfen und feinhacken. Das Eiweiß ebenfalls
hacken. • Den Quark mit der sauren Sahne und
den Kräutern in einer mittelgroßen Schüssel
glattrühren. Das gehackte Eiweiß hinzufügen.
Mit Salz und Knoblauchpulver abschmecken.

Abwandlung für die übrige Familie: Zusätzlich
1 mittelgroße Zwiebel und 1 kleine Knoblauch-
zehe schälen, sehr fein würfeln und unter den
Kräuterquark rühren. Das kleingehackte Eigelb
hinzufügen. Mit frisch gemahlenem weißem Pfeffer abschmecken.

Flockenfrischbrei mit Obst

Zutaten für 4 Portionen:
60 g Vollkornhaferflocken (6 gehäufte Eßl.) ·
250 g Magermilch (¼ l) · 100 g Banane (1 mittel-
große) · 100 g säuerlicher Apfel (1 mittelgroßer),
zum Beispiel Boskop · 100 g Orange (1 große) ·
20 g Zitronensaft (2 Eßl.) · 15 g Zucker (1 gestri-
chener Eßl.)

Nährwert pro Portion etwa: 610 kJ/150 kcal
5 g Eiweiß · 2 g Fett · 29 g Kohlenhydrate ·
2 g Ballaststoffe

● Zubereitungszeit: etwa 20 Minuten
● Zeit zum Durchziehen: etwa 30 Minuten

So wird's gemacht: Die Haferflocken und die
Milch in eine mittelgroße Schüssel schütten. Die
Banane schälen und in feine Blättchen schneiden. Den Apfel schälen, halbieren, vom Kerngehäuse befreien und grob raspeln. Die Orange
schälen und filetieren. • Das vorbereitete Obst,
den Zitronensaft und den Zucker unter die Haferflocken mischen. Das Müsli zugedeckt etwa
30 Minuten durchziehen lassen.

Abwandlung für die übrige Familie: Zusätzlich
feingehackte Nüsse oder Mandeln und etwas
Sahne unter das Müsli mischen.

Wenn Sie frische Kräuter zur Hand haben, wobei Sie ▷
die Mischung nach eigenem Geschmack wählen können, sollten Sie so oft wie möglich einen gesunden
Kräuterquark auf den Tisch bringen. Er schmeckt mit
Graham- oder Knäckebrot zum Frühstück oder zwischendurch, paßt aber auch ebensogut zu Pellkartoffeln
als leichte Mahlzeit. Rezept auf dieser Seite.

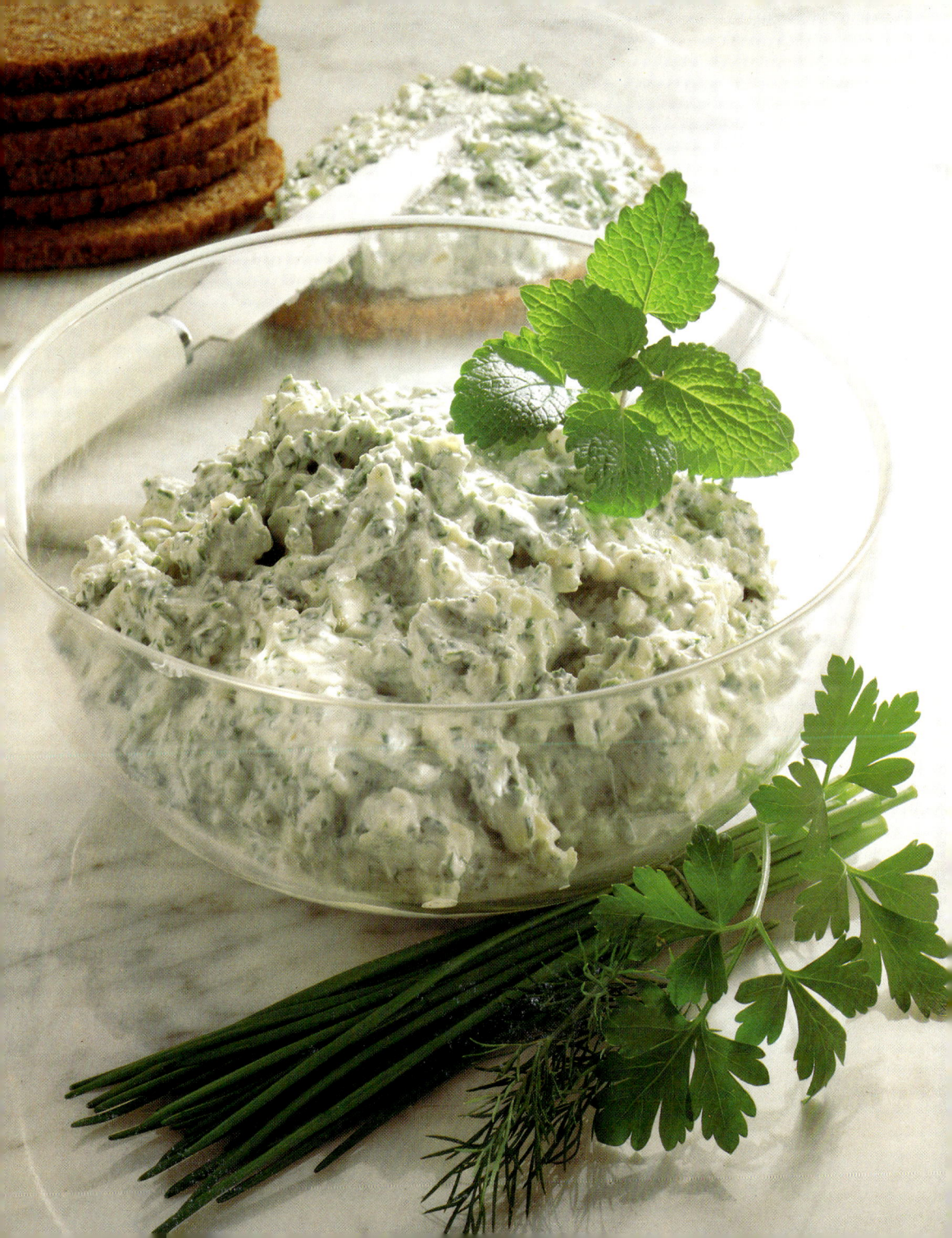

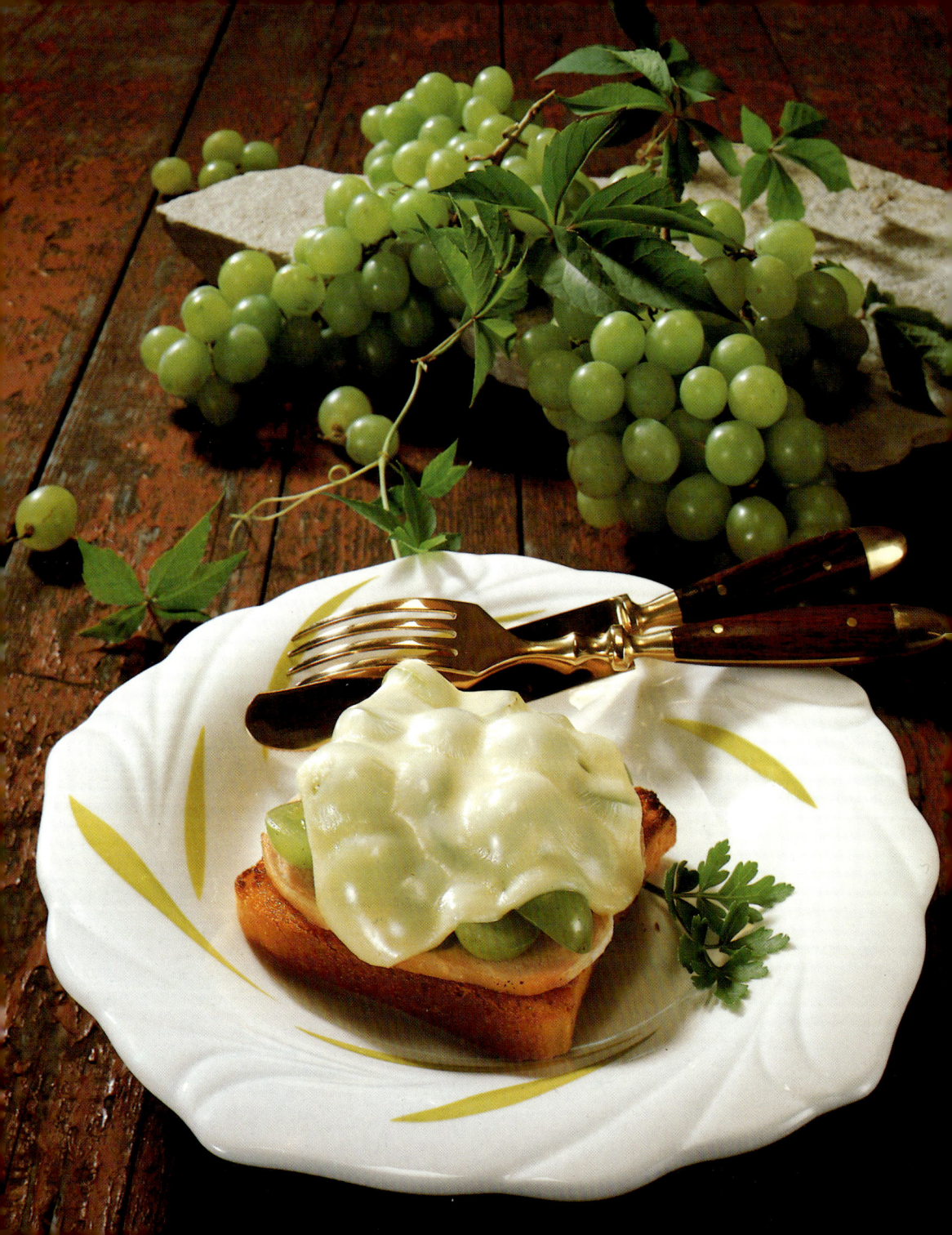

Pikanter Joghurtbecher

Zutaten für 1 Portion:
150 g Joghurt aus Magermilch (1 Becher) ·
5 g Kräuteressig oder Zitronensaft (1 Teel.) ·
Salz · 1 Prise Knoblauchpulver · 1 große Prise
Zucker · 120 g Tomaten (2 mittelgroße) · 1 Teel.
Petersilie, frisch feingehackt

Nährwert etwa: 390 kJ/95 kcal
8 g Eiweiß · 1 g Fett · 14 g Kohlenhydrate ·
3 g Ballaststoffe

● Zubereitungszeit: etwa 20 Minuten

So wird's gemacht: Den Joghurt in einer mittelgroßen Schüssel mit dem Essig oder Zitronensaft, Salz nach Geschmack, dem Knoblauchpulver und dem Zucker verrühren. ● Die Tomaten
kreuzweise einritzen, mit kochendheißem Wasser überbrühen, häuten, vom Stielansatz und von
den Kernen befreien, dann in Würfel schneiden.
Die Tomatenwürfel unter den Joghurt mischen
und das Ganze mit der Petersilie bestreuen.

Abwandlung für die übrige Familie: Zusätzlich
den Joghurt mit frisch gemahlenem weißem Pfef-
ter würzen und etwas Sahne darunterrühren oder
statt Magermilchjoghurt Vollmilchjoghurt mit
3,5% Fett verwenden.

Variante: Statt der Petersilie können auch andere
Kräuter, zum Beispiel Dill, und nach Verträglichkeit auch feingeschnittener Schnittlauch unter
den Joghurt gerührt werden.

◁ Unkompliziert und bei allen beliebt sind schnelle
Toasts, hier eine raffinierte Variante mit Weintrauben.
Rezept Seite 31.

Körniger Frischkäse mit Kürbis

Zutaten für 4 Portionen:
200 g körniger Frischkäse (Hüttenkäse) mit
20% Fett i. Tr. · 150 g Joghurt aus Magermilch
(1 Becher) · 220 g Kürbis aus dem Glas · Zimt-
und Nelkenpulver · 5 g Zitronensaft (1 Teel.) ·
15 g Zucker (1 gestrichener Eßl.)

Nährwert pro Portion etwa: 410 kJ/100 kcal
10 g Eiweiß · 3 g Fett · 9 g Kohlenhydrate ·
1 g Ballaststoffe

● Zubereitungszeit: etwa 10 Minuten
● Zeit zum Durchziehen: etwa 1 Stunde

So wird's gemacht: Den Frischkäse mit dem Joghurt in einer mittelgroßen Schüssel verrühren.
Den Kürbis in einem Sieb abtropfen lassen, in
feine Blättchen schneiden und unter die Masse
heben. Mit Zimt- und Nelkenpulver, dem Zitronensaft und dem Zucker abschmecken. ● Die
Mischung zugedeckt etwa 1 Stunde durchziehen
lassen.

Abwandlung für die übrige Familie: Zusätzlich
etwas Schlagsahne unter den Frischkäse ziehen.

Porridge/Haferbrei

Zutaten für 1 Portion:
¼ l Wasser · 40 g feine Vollkornhaferflocken
(4 gehäufte Eßl.) · 1 Prise Salz · 125 g fettarme
Milch mit 1,5% Fett (⅛ l)

Nährwert etwa: 850 kJ/200 kcal
10 g Eiweiß · 5 g Fett · 32 g Kohlenhydrate ·
1 g Ballaststoffe

● Zubereitungszeit: etwa 15 Minuten

So wird's gemacht: Das Wasser in einem mittelgroßen Topf zum Kochen bringen. Die Haferflocken unter Rühren hineinstreuen. Den Topf von der Kochstelle nehmen und die Haferflocken zugedeckt etwa 10 Minuten quellen lassen. • Den Porridge mit Salz abschmecken, auf einen tiefen Teller geben und mit heißer, warmer oder kalter Milch begießen.

Abwandlung für die übrige Familie: Statt Milch Sahne auf den Haferbrei gießen.

Mein Tip 100–150 g frisches Obst, gewaschen, geputzt und zerkleinert (Erdbeeren, Pfirsiche oder geriebener Apfel) oder gedünstetes Obst über den Porridge verteilen.

Buntes Rührei

Zutaten für 1 Portion:
20 g Porree/Lauch (1 etwa 7 cm langes, fingerdickes Stück vom weißen Teil der Stange) · 120 g Tomaten (2 mittelgroße) · 5 g Diätöl (1 Teel.) · 40 g Eiweiß (von 1 großen Ei) · 60 g Ei (1 mittelgroßes) · Salz · Zwiebel- und Knoblauchpulver · 1 Teel. Petersilie, frisch feingehackt

Nährwert etwa: 730 kJ/170 kcal
12 g Eiweiß · 11 g Fett · 6 g Kohlenhydrate · 3 g Ballaststoffe

● Zubereitungszeit: etwa 25 Minuten

So wird's gemacht: Den Porree längs halbieren, gründlich kalt waschen und in feine Streifen schneiden. Die Tomaten kreuzweise einritzen, mit kochendheißem Wasser überbrühen, häuten, vom Stielansatz und von den Kernen befreien,

dann kleinschneiden. • Das Öl in einer kleinen Pfanne kurz erhitzen. Das Gemüse darin etwa 5 Minuten dünsten. Das Eiweiß und das ganze Ei mit Salz, Zwiebel- und Knoblauchpulver nach Geschmack sowie der Petersilie verquirlen und über das Gemüse gießen. Die Masse etwa 5 Minuten bei schwacher Hitze stocken lassen, dabei mit einem Holzlöffel leicht bewegen.

Abwandlung für die übrige Familie: Zusätzlich 2 Streifen durchwachsenen Räucherspeck und 1 große Zwiebel würfeln und auch das Porreegrün, feingeschnitten, verwenden. Den Speck im Öl ausbraten, dann die Zwiebel sowie das Gemüse darin hell bräunen. Für die übrigen Familienmitglieder jeweils 2 ganze Eier zubereiten und das zweite Eigelb der Diätportion mitverwenden.

Aprikosentoast mit Lachsschinken

Zutaten für 1 Portion:
25 g Toastbrot (1 Scheibe) · 5 g Diätmargarine oder Butter (1 gestrichener Teel.) · 30 g Lachsschinken (3 dünne Scheiben) · 70 g geschälte Aprikosen aus der Dose (4–5 halbe Früchte) · 20 g Schnittkäse mit 30% Fett i. Tr. (1 dünne Scheibe)

Nährwert etwa: 1400 kJ/330 kcal
13 g Eiweiß · 19 g Fett · 28 g Kohlenhydrate · 2 g Ballaststoffe

● Zubereitungszeit: etwa 15 Minuten

So wird's gemacht: Das Brot toasten und mit der Margarine oder Butter bestreichen. Erst den Schinken, dann die abgetropften Aprikosenhälften darauflegen und den Käse darüberdecken. • Den Toast im vorgeheizten Backofen oder Grill 3–5 Minuten überbacken.

Apfel-Krabben-Toast

Zutaten für 1 Portion:
25 g Toastbrot (1 Scheibe) · 5 g Diätmargarine
oder Butter (1 gestrichener Teel.) · 50 g Apfel
(1 kleiner), zum Beispiel Cox Orange · 50 g Krab-
ben, frisch geschält, tiefgefroren oder aus der Do-
se · ½ Teel. Zitronensaft · 1 Prise Zucker · Salz ·
25 g Schnittkäse mit 30% Fett i. Tr. (1 Scheibe) ·
eventuell 1 Messerspitze Dill, frisch feingehackt

Nährwert etwa: 1100 kJ/260 kcal
18 g Eiweiß · 10 g Fett · 21 g Kohlenhydrate ·
1 g Ballaststoffe

● Zubereitungszeit: etwa 25 Minuten, ohne
   Auftauzeit für die Krabben

So wird's gemacht: Das Brot toasten und mit der
Margarine oder Butter bestreichen. Den Apfel
schälen, halbieren, vom Kerngehäuse befreien
und grob in eine mittelgroße Schüssel raspeln.

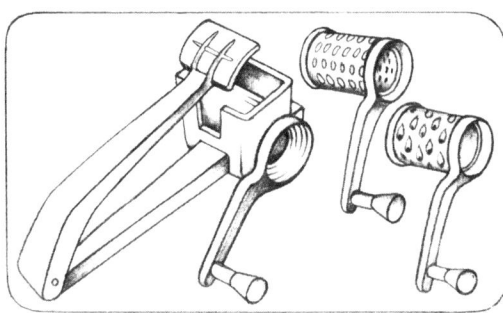

Mit dem praktischen Reibe-Mouli geht das Raspeln
von Äpfeln, aber auch das Zerkleinern von Nüssen,
Käse und vielem anderem wirklich im Handumdrehen.

Die Apfelraspel mit den Krabben mischen (tiefgefrorene Krabben zuvor auftauen), dann mit
dem Zitronensaft, dem Zucker und Salz abschmecken. Die Mischung auf das Toastbrot geben und mit dem Käse abdecken. ● Den Toast

im vorgeheizten Backofen oder Grill 3–5 Minuten überbacken. ● Wenn Sie den Toast vor dem
Servieren noch mit etwas frischem Dill bestreu-
en, schmeckt es besonders pikant.

Abwandlung für die übrige Familie: Zusätzlich
1 kleine Zwiebel feinwürfeln und unter die Ap-
fel-Krabben-Masse mischen. Mit frisch gemahlenem weißem Pfeffer abschmecken.

Toast mit Weintrauben

Bild Seite 28

Zutaten für 1 Portion:
25 g Toastbrot (1 Scheibe) · 5 g Diätmargarine
oder Butter (1 gestrichener Teel.) · 20 g mageres
Kasseler (1 dünne Scheibe) · 100 g helle Weintrau-
ben (etwa 18 Beeren) · 25 g Schnittkäse mit 30%
Fett i. Tr. (1 Scheibe)

Nährwert etwa: 1300 kJ/310 kcal
13 g Eiweiß · 15 g Fett · 29 g Kohlenhydrate ·
2 g Ballaststoffe

● Zubereitungszeit: etwa 25 Minuten

So wird's gemacht: Das Brot toasten und mit der
Margarine oder Butter bestreichen. Die Kasse-
lerscheibe darauflegen. Die Weintrauben in einem Sieb erst heiß, dann kalt abspülen, halbieren, entkernen und häuten. Die Traubenhälften
auf der Fleischscheibe verteilen und mit dem Käse abdecken. ● Den Toast im vorgeheizten
Backofen oder Grill 3–5 Minuten überbacken.

Abwandlung für die übrige Familie: Statt Schnittkäse mit 30% Fett i. Tr. kann ein Käse mit höhe-
rem Fettgehalt verwendet und die Weintrauben
müssen nicht enthäutet werden.

Reissalat mit Erbsen

Bild 3. Umschlagseite

Zutaten für 4 Portionen:
2 l Wasser · Salz · 1 Lorbeerblatt · 4 Pimentkör-
ner · 200 g ungeschälter Langkornreis (Natur-
reis) · ¾ l fettarme Fleischbrühe oder Wasser ·
600 g tiefgefrorene junge Erbsen (2 Pakete) ·
20 g Diätöl (2 Eßl.) · 40 g Zitronensaft (4 Eßl.) ·
5 g Zucker (1 gestrichener Teel.) · 10 g Petersilie,
frisch feingehackt (2 gehäufte Eßl.)

Nährwert pro Portion etwa: 1600 kJ/380 kcal
14 g Eiweiß · 8 g Fett · 59 g Kohlenhydrate ·
8 g Ballaststoffe

- Garzeit für den Reis: etwa 35 Minuten
- Zubereitungszeit für den Salat: etwa
  15 Minuten
- Marinierzeit: etwa 1 Stunde

So wird's gemacht: Das Wasser mit dem Salz,
dem Lorbeerblatt und den Pimentkörnern in einem großen Topf zum Kochen bringen. Den Reis
in einem Sieb kalt abbrausen, abtropfen lassen
und in das kochende Wasser schütten, zudecken
und bei schwacher Hitze etwa 35 Minuten garen. • In der Zwischenzeit die Brühe oder das
Wasser in einem mittelgroßen Topf zum Kochen
bringen, die unaufgetauten Erbsen hineingeben
und zugedeckt 5 Minuten bei mittlerer Hitze garen. Die Erbsen mit der Flüssigkeit abkühlen
lassen. • Den Reis auf ein großes Sieb schütten
(das Reiswasser in einem Topf auffangen und
anderweitig verwenden), abtropfen lassen und in
eine große Schüssel geben. Das Lorbeerblatt und

Mein Tip Das Reiskochwasser läßt
sich für Suppen und Saucen verwenden.

die Pimentkörner entfernen. Die Erbsen mit der
Brühe, das Öl, den Zitronensaft und den Zucker
unter den Reis mischen. Alle Zutaten vorsichtig
mit einem Holzlöffel vermengen. Den Salat zudecken und etwa 1 Stunde durchziehen lassen. •
Den Reissalat eventuell noch mit wenig Salz abschmecken und mit der Petersilie bestreuen.

Abwandlung für die übrige Familie: Zusätzlich
noch etwas mehr Öl unter den Salat mischen und
mit frisch gemahlenem weißem Pfeffer würzen.

Pikanter Nudelsalat

Zutaten für 4 Portionen:
1½ l Wasser · Salz · 100 g Nudeln (Hörnchen oder
Muscheln) · 150 g saure Sahne mit 10% Fett ·
1 Schuß Essig · 5 g Zucker (1 gestrichener Teel.) ·
1 große Prise Currypulver · 1 Prise Zwiebelpul-
ver · 150 g Apfel (1 großer) · 100 g deutsches
Corned beef

Nährwert pro Portion etwa: 830 kJ/200 kcal
10 g Eiweiß · 7 g Fett · 26 g Kohlenhydrate ·
0 g Ballaststoffe

- Garzeit für die Nudeln: etwa 10 Minuten
- Zubereitungszeit für den Salat: etwa
  20 Minuten
- Marinierzeit: etwa 30 Minuten

So wird's gemacht: Das Wasser mit Salz in einem
mittelgroßen Topf zum Kochen bringen. Die Nudeln darin bei mittlerer Hitze zugedeckt etwa
10 Minuten garen; dann in ein Sieb schütten, mit
kaltem Wasser abschrecken und abtropfen lassen. • Aus der sauren Sahne, Salz, dem Essig,
dem Zucker, dem Curry- und Zwiebelpulver in
einer mittelgroßen Schüssel eine Marinade rühren. • Den Apfel schälen, achteln, vom Kerngehäuse befreien und in feine Blättchen schneiden.
Das Corned beef kleinwürfeln. Alle Zutaten mit

der Marinade vermischen und zugedeckt etwa 30 Minuten ziehen lassen. • Den Salat vor dem Servieren nochmals abschmecken.

Abwandlung für die übrige Familie: Zusätzlich etwas Sahne darunterrühren und den Salat mit frisch gemahlenem weißem Pfeffer würzen.

Mein Tip Wenn der Patient sie verträgt, sollten Sie statt der Nudeln aus weißem Mehl besser Vollkornnudeln nehmen, denn hier sind auch Vitamine und Mineralstoffe enthalten.

Tomaten mit Rohkostfüllung

Bild Umschlag-Rückseite

Zutaten für 4 Portionen:
600 g Fleischtomaten (4 große) · 20 g Eigelb (von 1 mittelgroßen Ei) · 10 g Zitronensaft (1 Eßl.) · ½ Tcel. milder Kräutersenf · 50 g magerer Speisequark (1 gehäufter Eßl.) · Salz · 1 kleine Prise Zucker · 15 g fettarme Milch mit 1,5% Fett (1½ Eßl.) · 100 g Kopfsalat (1 kleiner Kopf) · 300 g rohes Gemüse der Saison, zum Beispiel Bleichsellerie, Blumenkohl, enthülste junge Erbsen, Knollensellerie, Kohlrabi, Möhre, Salatgurke, Zucchini · 8 frische Basilikumblätter

Nährwert pro Portion etwa: 380 kJ/90 kcal
6 g Eiweiß · 2 g Fett · 12 g Kohlenhydrate · 5 g Ballaststoffe

• Zubereitungszeit: etwa 45 Minuten

So wird's gemacht: Die Tomaten kalt waschen, mit Küchenkrepp trockenreiben, den Stielansatz herausschneiden und dieses Ende als Kappe abschneiden. Mit einem Teelöffel das Innere aus den Tomaten herauskratzen, durch ein Haarsieb streichen, so daß nur die Kerne zurückbleiben, und den Tomatensaft in einer mittelgroßen Schüssel auffangen. • Das Eigelb, den Zitronensaft, den Kräutersenf, den Speisequark, wenig Salz, den Zucker und die Milch mit dem Tomatensaft zu einer dicklichen Sauce verrühren. • Den Kopfsalat zerlegen, die Blätter kalt waschen und trockenschleudern oder mit Küchenkrepp trockentupfen. Mit den Außenblättern eine Platte auslegen. Das Salatherz in schmale Streifen schneiden. • Das Gemüse putzen und kalt waschen. Den Blumenkohl in ganz kleine Röschen zerlegen oder feinhobeln. Sellerie, Gurke oder Zucchini kleinwürfeln. Die Erbsen bleiben ganz. Kohlrabi und Möhre in dünne Stifte schneiden oder grobraspeln. • Alles Gemüse mit den Salatstreifen unter die Sauce heben und gut vermischen. • Die Tomaten mit der Rohkost füllen, die Kappen als Deckel obenauflegen und die Tomaten auf die Platte setzen. Die Löcher in den Tomatenkappen mit je 2 Basilikumblättern garnieren.

Abwandlung für die übrige Familie: Den Salat mit frisch gemahlenem weißem Pfeffer würzen, zusätzlich 50 g frische Champignons putzen, in feine Blättchen schneiden und unter den Salat mischen. In die ausgehöhlten Tomaten vor dem Füllen etwas Salz streuen.

Mein Tip Wenn Sie es eilig haben, können Sie auch die Tomaten (ohne Stielansatz und Kerne) würfeln und unter die übrigen Salatzutaten mischen, dann die Sauce darunterheben.

Suppen und Saucen

Gebundene Fischsuppe

Zutaten für 4 Portionen:
2 l Wasser · Salz · 2 Lorbeerblätter · 4 Piment-
körner · 4 weiße Pfefferkörner · 20 g Zwiebel
(1 kleine) · 1 Nelke · 100 g Möhre (1 mittelgroße) ·
400 g Kabeljaufilets, frisch oder tiefgefroren ·
25 g Zitronensaft (2½ Eßl.) · 45 g Mehl
(4½ Eßl.) · 125 g saure Sahne mit 10% Fett ·
15 g Zucker (1 gestrichener Eßl.) · je 1 Prise
Knoblauch- und Pimentpulver · 10 g Dill, frisch
feingeschnitten (2 gehäufte Eßl.) · 50 g Krabben,
frisch geschält, tiefgefroren oder aus der Dose

Nährwert pro Portion etwa: 780 kJ/190 kcal
22 g Eiweiß · 4 g Fett · 17 g Kohlenhydrate ·
1 g Ballaststoffe

- Vorbereitungszeit: etwa 20 Minuten, ohne
  Auftauzeit für die Krabben
- Garzeit: etwa 20 Minuten

So wird's gemacht: Das Wasser mit Salz, den
Lorbeerblättern und den Gewürzkörnern in einem großen Topf zum Kochen bringen. Die
Zwiebel schälen, mit der Nelke spicken und in
die Brühe geben. Die Möhre putzen, kalt waschen und in das siedende Wasser raspeln. Alles
zugedeckt etwa 5 Minuten bei schwacher Hitze
kochen lassen. • Die Kabeljaufilets kalt abspülen beziehungsweise antauen lassen, mit Küchenkrepp trockentupfen, mit 2 Eßlöffeln Zitronensaft beträufeln und mit Salz bestreuen. Die Fisch-
stücke im Sud zugedeckt etwa 10 Minuten ziehen
lassen; dann herausholen und warm stellen. •
Das Mehl mit der sauren Sahne verquirlen, unter
Rühren in den Sud einlaufen lassen und 5 Minuten zugedeckt bei schwacher Hitze kochen lassen. • Die Suppe mit dem restlichen Zitronensaft, dem Zucker, Salz sowie Knoblauch- und
Pimentpulver abschmecken. Das Lorbeerblatt,
die Gewürzkörner und die Zwiebel entfernen.
Zuletzt den Dill darunterrühren. Den Fisch zerpflücken, mit den Krabben (tiefgefrorene Krabben zuvor auftauen) auf tiefe Teller verteilen und
die heiße Fischsuppe darüberfüllen.

Abwandlung für die übrige Familie: Die Suppe
mit etwas Sahne legieren.

Kräftige Fleischbrühe

Zutaten für 4 Portionen:
3½ l Wasser · Salz · 1 Lorbeerblatt · 5 Pimentkör-
ner · 10 weiße Pfefferkörner · 300 g Rinderbein-
scheibe mit Markknochen · 3 Stück Sandkno-
chen · 1 Bund Suppengrün · 1 Petersilienwurzel ·
100 g Zwiebeln (2 mittelgroße)

Nährwert pro Portion etwa: 400 kJ/95 kcal
11 g Eiweiß · 5 g Fett · 2 g Kohlenhydrate ·
0 g Ballaststoffe (Brühe entfettet)

- Vorbereitungszeit: etwa 30 Minuten
- Garzeit: etwa 3 Stunden

So wird's gemacht: Das Wasser mit Salz, dem
Lorbeerblatt und den Gewürzkörnern in einen
großen Topf geben. Die Beinscheibe und die

> ***Mein Tip*** Die Fleischbrühe am An-
> fang etwa 3 Minuten ohne Deckel spru-
> delnd kochen lassen, danach die Hitze auf
> »schwach« zurückstellen und die Brühe
> zugedeckt weiterköcheln lassen. Bei dieser
> Methode braucht man nicht abzuschöpfen,
> und trotzdem wird die Brühe klar. Wenn
> Sie die Fleischbrühe entfetten wollen, stel-
> len Sie sie kalt; dann läßt sich das erstarrte
> Fett mit einem Schaumlöffel abheben. Das
> Fleisch der Beinscheibe schmeckt kalt gut
> auf Vollkornbrot.

Knochen kalt abspülen und in das kalte Wasser legen, zudecken und das Ganze zum Kochen bringen. • Das Suppengrün und die Petersilienwurzel putzen, kalt abspülen und kleinschneiden. Die Zwiebeln schälen und kleinwürfeln. Das Suppengrün, die Petersilienwurzel und die Zwiebelwürfel in die Brühe geben, zudecken und bei schwacher Hitze etwa 3 Stunden köcheln lassen. Eventuell zwischendurch abschäumen. • Dann die Beinscheibe und die Knochen herausnehmen und die Brühe mit den anderen Zutaten durch ein feines Sieb gießen. Man kann sie gleich heiß als kräftige Bouillon servieren. Oder man verwendet sie als Grundlage für andere Suppen und Saucen. • Die Brühe kann abgekühlt eingefroren werden.

Das paßt als Einlage: gehackte Kräuter, Reis oder Nudeln.

Abwandlung für die übrige Familie: Zusätzlich 12 Markklößchen in der Fleischbrühe garen.

Möhrencremesuppe

Zutaten für 4 Portionen:
1⅛ l heiße fettarme Fleischbrühe · 1 Lorbeerblatt · 4 Pimentkörner · 500 g Möhren · 1 Prise Knoblauchpulver · 5 g Zucker (1 gestrichener Teel.) · eventuell Salz · 20 g Parmesankäse mit 30% Fett i. Tr., gerieben (4 gehäufte Teel.)

Nährwert pro Portion etwa: 320 kJ/75 kcal 4 g Eiweiß · 2 g Fett · 12 g Kohlenhydrate · 4 g Ballaststoffe

● Vorbereitungszeit: etwa 25 Minuten
● Garzeit: etwa 30 Minuten

So wird's gemacht: Die Brühe mit dem Lorbeerblatt und den Pimentkörnern in einem großen Topf zum Kochen bringen. Die Möhren putzen,

kalt waschen, in kleine Stücke schneiden und in der kochenden Flüssigkeit zugedeckt bei schwacher Hitze etwa 30 Minuten garen lassen. • Das Lorbeerblatt und die Pimentkörner entfernen. Die Suppe ein wenig abkühlen lassen. Die Möhren mit einem Teil der Flüssigkeit im Mixer pürieren. Den Möhrenbrei in die restliche Flüssigkeit zurückgießen und die Suppe nochmals kurz erhitzen. • Mit dem Knoblauchpulver, dem Zucker und eventuell mit wenig Salz abschmekken. Auf jeden Teller Suppe 1 gehäuften Teelöffel Parmesankäse streuen.

Abwandlung für die übrige Familie: Zusätzlich etwas Sahne unter die Suppe rühren und eventuell mit Salz sowie frisch gemahlenem weißem Pfeffer nachwürzen.

> *Mein Tip* Wenn Sie die Suppe salzen, sollten Sie Jodsalz beziehungsweise jodiertes Speisesalz verwenden (siehe Seite 20).

Gemüsebouillon

Zutaten für 4 Portionen:
1¼ l heiße fettarme Fleischbrühe · 100 g Möhre (1 mittelgroße) · 50 g Knollensellerie, geschält gewogen · Salz · 1 Prise Zucker · 5 g Petersilie, frisch feingehackt (1 gehäufter Eßl.) · 120 g Tomaten (2 mittelgroße)

Nährwert pro Portion etwa: 180 kJ/45 kcal 2 g Eiweiß · 2 g Fett · 6 g Kohlenhydrate · 2 g Ballaststoffe

● Zubereitungszeit: etwa 25 Minuten

So wird's gemacht: Die Fleischbrühe in einem großen Topf zum Kochen bringen. Die Möhre und die Sellerieknolle putzen, kalt waschen und kleinwürfeln. Das Gemüse bei schwacher Hitze etwa 10 Minuten in der Brühe garen. • Die Brühe mit wenig Salz würzen. Mit dem Zucker abschmecken. Dann die Petersilie hineinstreuen. • Die Tomaten kreuzweise einritzen, mit kochendheißem Wasser überbrühen, häuten, vom Stielansatz und von den Kernen befreien und in Würfel schneiden. Die Tomatenwürfel auf Teller verteilen und mit der Gemüsebouillon übergießen.

Abwandlung für die übrige Familie: Zusätzlich 2 Scheiben durchwachsenen Räucherspeck würfeln und ausbraten, dann im Speckfett 1 kleine, feingewürfelte Zwiebel bräunen. Mit frisch gemahlenem schwarzem Pfeffer würzen.

Aprikosen-Vanille-Suppe

Zutaten für 4 Portionen:
500 g geschälte Aprikosen aus der Dose mit Flüssigkeit · 1 Vanilleschote · 1¼ l Wasser · 8 g Vanillinzucker (1 Päckchen) · 16 g Vanillesaucenpulver (1 Päckchen) · 2 Eßl. Wasser · 1 Prise Salz · 30 g Zucker (2 gestrichene Eßl.) · 10 g Zitronensaft (1 Eßl.)

Nährwert pro Portion etwa: 700 kJ/170 kcal
1 g Eiweiß · 1 g Fett · 41 g Kohlenhydrate ·
3 g Ballaststoffe

● Zubereitungszeit: etwa 25 Minuten

So wird's gemacht: Die Aprikosen mit der Flüssigkeit im Mixer pürieren. Die Vanilleschote der Länge nach aufschneiden und das Mark herauskratzen. Das Aprikosenpüree mit dem Wasser, dem herausgekratzten Vanillemark und der Schote sowie dem Vanillinzucker in einem mittelgroßen Topf zum Kochen bringen. • Das Saucenpulver mit 2 Eßlöffeln Wasser glattrühren, unter Rühren in die kochende Flüssigkeit einlaufen lassen und alles zugedeckt etwa 5 Minuten bei

schwacher Hitze kochen lassen. • Danach die Suppe mit dem Salz, dem Zucker und dem Zitronensaft abschmecken. Vor dem Servieren die Vanilleschote entfernen. Die Suppe kann warm oder kalt gegessen werden.

Das paßt als Einlage: Quarkklöße (Rezept Seite 66).

> ***Mein Tip*** Zur Saison können Sie natürlich auch frische Aprikosen verwenden: 600 g reife Aprikosen mit kochendheißem Wasser überbrühen, häuten, halbieren und entsteinen. Die Hälften mit ¼ l Wasser 5 Minuten kochen, dann abkühlen lassen und wie oben weiterverarbeiten.

Quarkremoulade

Zutaten für 4 Portionen:
60 g weichgekochtes Ei (1 mittelgroßes) · 125 g magerer Speisequark · 75 g Joghurt aus Magermilch (½ Becher) · 20 g Zitronensaft (2 Eßl.) · 10 g Zucker (2 gestrichene Teel.) · Salz und Knoblauchpulver · 60 g Tomate (1 mittelgroße) · 5 g Petersilie, frisch feingehackt (1 gehäufter Eßl.)

Nährwert pro Portion etwa: 280 kJ/70 kcal
7 g Eiweiß · 2 g Fett · 6 g Kohlenhydrate ·
1 g Ballaststoffe

● Zubereitungszeit: etwa 15 Minuten

So wird's gemacht: Das Ei schälen, halbieren und das Eigelb herauslösen. Den Quark mit dem Joghurt, dem Eigelb, dem Zitronensaft, dem Zucker, Salz und Knoblauchpulver nach Geschmack in einer mittelgroßen Schüssel verrühren. • Das Eiweiß sehr klein würfeln. Die Tomate kreuzwei-

se einritzen, mit kochendheißem Wasser überbrühen, häuten, vom Stielansatz und den Kernen
befreien und ebenfalls in kleine Würfel schneiden. • Die Eiweiß- und Tomatenwürfel mit der
Petersilie vorsichtig unter den Quark heben.

Abwandlung für die übrige Familie: Zusätzlich
den restlichen halben Becher Joghurt, 1 Teelöffel
Zitronensaft, 1 Eßlöffel Sahne und 1 mittelgroße,
kleingewürfelte Zwiebel unter die Remoulade
mischen.

Paßt gut zu: Kartoffeln in der Folie (Rezept
Seite 52).

Tomatensauce

Zutaten für 4 Portionen:
120 g Tomaten (2 mittelgroße) · 20 g Diätmargari-
ne (2 gestrichene Eßl.) · 25 g Mehl (2½ Eßl.) ·
½ l heiße fettarme Fleischbrühe oder 5 g Instant-
Fleischbrühe (½ Teel.), in ½ l heißem Wasser auf-
gelöst · 40 g Tomatenmark (2 gestrichene Eßl.) ·
1 Lorbeerblatt · Salz · wenig frisch gemahlener
weißer Pfeffer · Knoblauch- und/oder Zwiebelpul-
ver · mildes Paprikapulver · 5 g Zucker (1 gestri-
chener Teel.) · 5 g Zitronensaft (1 Teel.)

Nährwert pro Portion etwa: 340 kJ/80 kcal
2 g Eiweiß · 5 g Fett · 32 g Kohlenhydrate ·
3 g Ballaststoffe

● Zubereitungszeit: etwa 15 Minuten

So wird's gemacht: Die Tomaten kreuzweise einritzen, mit kochendheißem Wasser überbrühen,
häuten und kleinschneiden, dabei den Stielansatz
entfernen. • Die Margarine in einem mittelgroßen Topf bei schwacher Hitze zerlaufen lassen.
Das Mehl darin kurz anschwitzen, dann unter
Rühren mit der Fleischbrühe aufgießen. Die Tomatenstückchen, das Tomatenmark und das Lor-

beerblatt in die Sauce geben und alles 6–7 Minuten bei schwacher Hitze kochen lassen. • Die
Sauce mit den Gewürzen, dem Zucker und dem
Zitronensaft abschmecken. Vor dem Servieren
das Lorbeerblatt entfernen.

Abwandlung für die übrige Familie: Zusätzlich
etwas Crème fraîche unter die Sauce rühren.

Paßt gut zu: Spinatnudeln (Rezept Seite 56).

Senfsauce

Bild Seite 45

Zutaten für 4 Portionen:
20 g Diätmargarine oder Butter (2 gestrichene
Eßl.) · 25 g Mehl (2½ Eßl.) · ½ l kalte fettarme
Brühe oder 5 g Instant-Fleischbrühe (½ Teel.), in
½ l Wasser aufgelöst, oder ½ l Fischsud · Salz ·
10 g Zitronensaft (1 Eßl.) · 5 g Zucker (1 gestri-
chener Teel.) · milder Senf

Nährwert pro Portion etwa: 400 kJ/95 kcal
3 g Eiweiß · 6 g Fett · 8 g Kohlenhydrate ·
0 g Ballaststoffe

● Zubereitungszeit: etwa 15 Minuten

So wird's gemacht: Das Fett in einem mittelgroßen Topf zerlaufen lassen und das Mehl darin
hell anschwitzen. Mit der Fleischbrühe (oder
dem Fischsud) unter Rühren aufgießen. Die Sauce bei schwacher Hitze 6–7 Minuten kochen lassen. • Die Sauce mit Salz, dem Zitronensaft,
dem Zucker und Senf abschmecken.

Abwandlung für die übrige Familie: Zusätzlich
3 Scheiben durchwachsenen Räucherspeck würfeln, ausbraten und 1 mittelgroße, feingewürfelte
Zwiebel im Speckfett bräunen, in die Sauce geben. Mit schwarzem Pfeffer würzen.

Salate

Kressesalat mit Radieschen

Zutaten für 4 Portionen:
150 g Kresse · 50 g Radieschen (1 mittelgroßes Bund) · 10 g Diätöl (1 Eßl.) · 5 g Essig oder Zitronensaft (1 Teel.) · 5 g Zucker (1 gestrichener Teel.) · 4 Eßl. Wasser

Nährwert pro Portion etwa: 220 kJ/50 kcal
2 g Eiweiß · 3 g Fett · 5 g Kohlenhydrate ·
1 g Ballaststoffe

● Zubereitungszeit: etwa 20 Minuten

So wird's gemacht: Die Kresse kalt waschen, in einem Sieb abtropfen lassen und eventuell kleinschneiden. Die Radieschen putzen, kalt waschen und in feine Blättchen schneiden. ● Aus dem Öl, dem Essig oder dem Zitronensaft, dem Zukker und dem Wasser in einer mittelgroßen Schüssel eine Marinade rühren. Kurz vor dem Servieren die Kresse und die Radieschenscheiben darunterheben.

Abwandlung für die übrige Familie: Zusätzlich etwas mehr Öl unter den Salat mischen.

Möhrensalat

Zutaten für 4 Portionen:
400 g Möhren (4 mittelgroße) · 250 g geschälte Aprikosen aus der Dose · 6 Eßl. Aprikosensaft aus der Dose · 10 g Zitronensaft (1 Eßl.) · 10 g Zucker (2 gestrichene Teel.) · 1 Prise Salz

Nährwert pro Portion etwa: 500 kJ/120 kcal
2 g Eiweiß · 1 g Fett · 28 g Kohlenhydrate ·
5 g Ballaststoffe

● Zubereitungszeit: etwa 20 Minuten

So wird's gemacht: Die Möhren putzen, kalt waschen und grob in eine mittelgroße Schüssel raspeln. Die Aprikosen auf einem Sieb abtropfen lassen, den Saft auffangen. Die Früchte kleinwürfeln. ● Aus dem Aprikosensaft, dem Zitronensaft, dem Zucker und dem Salz eine Marinade rühren und diese mit den Möhrenraspeln und Aprikosenstückchen vermischen.

Das paßt dazu: Sauerbraten (Rezept Seite 47).

Rettich-Apfel-Rohkost

Zutaten für 4 Portionen:
400 g Rettiche · 200 g aromatische Äpfel (2 mittelgroße), zum Beispiel Cox Orange · 150 g fettarmer Joghurt mit 1,5% Fett (1 Becher) · 10 g Zitronensaft (1 Eßl.) · 5 g Zucker (1 gestrichener Teel.)

Nährwert pro Portion etwa: 330 kJ/80 kcal
3 g Eiweiß · 1 g Fett · 15 g Kohlenhydrate ·
1 g Ballaststoffe

● Zubereitungszeit: etwa 25 Minuten
● Marinierzeit: etwa 30 Minuten

So wird's gemacht: Die Rettiche putzen und grob in eine mittelgroße Schüssel raspeln. Die Äpfel schälen, vierteln, vom Kerngehäuse befreien und fein dazureiben. ● Aus dem Joghurt, dem Zitronensaft und dem Zucker eine Sauce rühren. Diese über die Rettich-Apfel-Raspel verteilen und alles gut vermischen. Den Salat zugedeckt etwa 30 Minuten durchziehen lassen.

Abwandlung für die übrige Familie: Zusätzlich etwas Sahne unter die Rohkost mischen.

Das paßt dazu: Kräuterfisch in Alufolie (Rezept Seite 42) oder Herzwürfel mit Dillgurken (Rezept Seite 49).

Spinatfrischkost mit Banane

Zutaten für 4 Portionen:
200 g frischer junger Spinat · 70 g Orangensaft
(von 1 mittelgroßen Orange) · 10 g Zitronensaft
(1 Eßl.) · 5 g Zucker (1 gestrichener Teel.) ·
200 g Bananen (2 mittelgroße oder 1 große)

Nährwert pro Portion etwa: 340 kJ/80 kcal
3 g Eiweiß · 1 g Fett · 18 g Kohlenhydrate ·
2 g Ballaststoffe

● Zubereitungszeit: etwa 20 Minuten
● Marinierzeit: etwa 30 Minuten

So wird's gemacht: Den Spinat verlesen, kalt
waschen, in einem Sieb abtropfen lassen und in
feine Streifen schneiden. ● Aus dem Orangensaft, dem Zitronensaft und dem Zucker in einer
mittelgroßen Schüssel eine Marinade zubereiten.
Die Bananen schälen und in feine Blättchen
schneiden. ● Den Spinat und die Bananenscheibchen mit der Marinade vermischen. Zugedeckt etwa 30 Minuten durchziehen lassen.

Das paßt dazu: Schweineschnitzel in Bratfolie
(Rezept Seite 43).

Blumenkohl-Apfel-Salat

Zutaten für 4 Portionen:
150 g fettarmer Joghurt mit 1,5% Fett (1 Becher) ·
30 g Zitronensaft (3 Eßl.) · 10 g Zucker (2 gestri-
chene Teel.) · 1 Prise Salz · 100 g säuerlicher
Apfel (1 mittelgroßer), zum Beispiel Boskop ·
350 g Blumenkohl

Nährwert pro Portion etwa: 310 kJ/75 kcal
4 g Eiweiß · 1 g Fett · 13 g Kohlenhydrate ·
2 g Ballaststoffe

● Zubereitungszeit: etwa 20 Minuten
● Marinierzeit: etwa 10 Minuten

So wird's gemacht: Aus dem Joghurt, dem Zitronensaft, dem Zucker und dem Salz in einer mittelgroßen Schüssel eine Sauce rühren. ● Den
Apfel schälen, vom Kerngehäuse befreien, fein
in die Sauce reiben und daruntermischen. Den
Blumenkohl putzen, gründlich waschen, grob in
die Sauce raspeln und alles vermengen. Den Salat zugedeckt etwa 10 Minuten durchziehen
lassen.

Abwandlung für die übrige Familie: Zusätzlich
etwas Sahne und feingehackte Walnüsse oder
Mandeln unter den Salat mischen.

Das paßt dazu: Fischroulade mit Gemüsefüllung
(Rezept Seite 41) oder buntes Rührei (Rezept
Seite 30).

Feldsalat

Zutaten für 4 Portionen:
300 g Feldsalat/Rapunzel · 10 g Diätöl (1 Eßl.) ·
5–10 g Essig oder Zitronensaft (1–2 Teel.) · Salz
und Knoblauchpulver · 5 g Zucker (1 gestrichener
Teel.) · 2 Eßl. Wasser · 60 g Tomate (1 mittelgro-
ße) · 5 g Petersilie, frisch feingehackt (1 gehäufter
Eßlöffel)

Nährwert pro Portion etwa: 200 kJ/50 kcal
2 g Eiweiß · 3 g Fett · 4 g Kohlenhydrate ·
1 g Ballaststoffe

● Zubereitungszeit: etwa 20 Minuten

So wird's gemacht: Den Feldsalat putzen, gründlich kalt waschen und in einem Sieb abtropfen
lassen. ● Aus dem Öl, dem Essig oder dem
Zitronensaft, Salz, Knoblauchpulver, dem Zuk-

ker und dem Wasser in einer mittelgroßen Schüssel eine Marinade rühren. • Die Tomate kreuzweise einritzen, mit kochendheißem Wasser überbrühen, häuten, halbieren und vom Stielansatz sowie den Kernen befreien. Das Fruchtfleisch in kleine Würfel schneiden. Die Tomate und die Petersilie mit der Marinade mischen. Den Feldsalat kurz vor dem Servieren vorsichtig darunterheben.

Abwandlung für die übrige Familie: Zusätzlich etwas mehr Öl und 1 mittelgroße, kleingewürfelte Zwiebel unter den Salat mischen.

Das paßt dazu: Fischgulasch mit Tomaten (Rezept Seite 41) oder Filetsteak vom Grill (Rezept Seite 43).

Bunter Gemüsesalat

Zutaten für 4 Portionen:
500 g Möhren · 300 g Knollensellerie (1 mittelgroße Knolle) · ¼ l Wasser · Kräuteressig, Salz und Knoblauchpulver · 10 g Zucker (2 gestrichene Teel.) · 10 g Diätöl (1 Eßl.) · 50 g Kresse

Nährwert pro Portion etwa: 520 kJ/120 kcal
4 g Eiweiß · 3 g Fett · 21 g Kohlenhydrate ·
6 g Ballaststoffe

● Garzeit für das Gemüse: etwa 10 Minuten
● Zubereitungszeit für den Salat: etwa 20 Minuten
● Marinierzeit: etwa 30 Minuten

So wird's gemacht: Die Möhren kalt waschen und putzen. Den Sellerie unter fließendem kaltem Wasser bürsten, dann schälen; anschließend beide Gemüse kleinwürfeln. • In einem mittelgroßen Topf das Wasser zum Kochen bringen und die Gemüsewürfel darin etwa 10 Minuten bei schwacher Hitze garen. • Die Gemüsewürfel in

einem Sieb abtropfen lassen, das Kochwasser in einer großen Schüssel auffangen. Essig, Salz und Knoblauchpulver nach Geschmack sowie den Zucker und das Öl zum Gemüsekochwasser geben und alles verrühren. Die Gemüsewürfel vorsichtig unter die Marinade heben und den Salat zugedeckt etwa 30 Minuten durchziehen lassen. • Die Kresse in einem Sieb kurz kalt waschen, abtropfen lassen, kleinschneiden und kurz vor dem Servieren unter den Salat mischen.

Kopfsalat mit Orangensauce

Zutaten für 4 Portionen:
250 g Kopfsalat (1 mittelgroßer Kopf) · 120 g Orangensaft (von 2 mittelgroßen saftigen Orangen) · 10 g Zitronensaft (2 Teel.) · 5 g Zucker (1 gestrichener Teel.) · etwas abgeriebene Orangenschale (Schale unbehandelt)

Nährwert pro Portion etwa: 130 kJ/30 kcal
1 g Eiweiß · 1 g Fett · 6 g Kohlenhydrate ·
2 g Ballaststoffe

● Zubereitungszeit: etwa 20 Minuten

So wird's gemacht: Den Salat zerpflücken, die Blätter kalt waschen und in einem Sieb abtropfen lassen. • Aus dem Orangensaft, dem Zitronensaft, dem Zucker und Orangenschale in einer großen Schüssel eine Marinade rühren. Die Salatblätter unterheben. Sofort servieren.

Mein Tip Ich persönlich mag Salate gern etwas süß-säuerlich. Natürlich können Sie bei den Salatrezepten dieses Buches nach Geschmack auch weniger Zucker für die Marinade verwenden.

Fischgerichte

Fischroulade mit Gemüsefüllung

Zutaten für 4 Portionen:
800 g Seelachsfilet (4 Scheiben), frisch oder tiefgefroren · 30 g Zitronensaft (3 Eßl.) · Salz · 100 g Möhre (1 mittelgroße) · 50 g Sellerieknolle (½ mittelgroße Knolle) · 5 g Petersilie, frisch feingehackt (1 gehäufter Eßl.) · 20 g Parmesankäse mit 30% Fett i. Tr., gerieben (4 gehäufte Teel.) · 10 g Diätmargarine oder Butter (1 gestrichener Eßl.) Für die Form: ½ Teel. Diätöl

Nährwert pro Portion etwa: 940 kJ/220 kcal
39 g Eiweiß · 6 g Fett · 4 g Kohlenhydrate ·
1 g Ballaststoffe

- Vorbereitungszeit: etwa 20 Minuten
- Garzeit: etwa 15 Minuten

So wird's gemacht: Die Fischfilets kalt abspülen beziehungsweise antauen lassen, mit Küchenkrepp trockentupfen, mit dem Zitronensaft beträufeln und mit Salz einreiben. • Die Möhre und die Sellerieknolle putzen, fein in eine mittelgroße Schüssel raspeln und mit der Petersilie, dem Käse und Salz vermischen. Die Filets mit der Gemüsemischung belegen, aufwickeln und mit Rouladennadeln oder Holzstäbchen zustecken. • Die Fischrouladen in eine eingeölte feuerfeste Form setzen, mit Margarine- oder Butterflöckchen belegen und zugedeckt auf dem Herd etwa 15 Minuten ziehen lassen.

Abwandlung für die übrige Familie: Zusätzlich kleingewürfelten durchwachsenen Räucherspeck und 1 kleingewürfelte Zwiebel unter die Füllung mischen.

Das paßt dazu: Feldsalat (Rezept Seite 39) und Béchamelkartoffeln (Rezept Seite 51). Als Dessert Erdbeercreme (Rezept Seite 67).

Fischgulasch mit Tomaten

Zutaten für 4 Portionen:
400 g Tomaten (7 mittelgroße oder 4 große) · 50 g frische Champignons · 20 g Diätmargarine oder Butter (2 gestrichene Eßl.) · 4 Eßl. heißes Wasser · 1 Lorbeerblatt · 2 Pimentkörner · 2 weiße Pfefferkörner · Salz · 20 g Mehl (2 gestrichene Eßl.) · 3 Eßl. kaltes Wasser · 20 g Tomatenmark (1 gestrichener Eßl.) · 600 g Kabeljaufilet, frisch oder tiefgefroren · 30 g Zitronensaft (3 Eßl.) · 1 Prise Zucker · 10 g Petersilie, frisch feingehackt (2 gehäufte Eßl.) · 5 g Dill, frisch feingeschnitten (1 gehäufter Eßl.)

Nährwert pro Portion etwa: 850 kJ/200 kcal
28 g Eiweiß · 6 g Fett · 10 g Kohlenhydrate ·
3 g Ballaststoffe

- Vorbereitungszeit: etwa 25 Minuten
- Garzeit: etwa 13 Minuten

So wird's gemacht: Die Tomaten kreuzweise einritzen, mit kochendheißem Wasser überbrühen, häuten, vom Stielansatz und von den Kernen befreien, dann in feine Streifen schneiden. Die Champignons putzen, waschen und in feine Blättchen schneiden. • Das Fett in einem mittelgroßen Topf zerlaufen lassen und die Tomatenstreifen sowie die Champignonblättchen darin andünsten. • Nach etwa 5 Minuten das heiße Wasser, das Lorbeerblatt, die Gewürzkörner und Salz hinzufügen. Alles zum Kochen bringen. Das Mehl mit dem kalten Wasser und dem Tomatenmark glattrühren und die Flüssigkeit damit binden. • Die Kabeljaufilets kalt abspülen beziehungsweise antauen lassen, mit Küchenkrepp trockentupfen, mit 2 Eßlöffeln Zitronensaft beträufeln, mit Salz bestreuen und in gleich große Würfel schneiden. Die Fischwürfel auf die Tomaten-Champignon-Mischung legen und zugedeckt bei schwacher Hitze etwa 8 Minuten ziehen lassen. • Das Fischgulasch mit dem restlichen Zitronensaft und dem Zucker abschmecken und mit den Kräutern bestreuen. Vor dem Servieren das Lorbeerblatt und die Gewürzkörner entfernen.

Abwandlung für die übrige Familie: Zusätzlich das Gulasch mit etwas Sahne legieren und mit frisch gemahlenem weißen Pfeffer würzen.

Das paßt dazu: Spinatfrischkost mit Banane (Rezept Seite 39) und Salzkartoffeln (siehe Seite 23). Als Dessert Pfirsich mit Zimtsauce (Rezept Seite 66).

> ***Mein Tip*** Sollten Champignons vom Patienten nicht vertragen werden, dann dünsten Sie nur die Tomaten im Fett an und bereiten das Fischgericht wie beschrieben damit zu. Die Pilze für die übrige Familie getrennt garen und zum Schluß zufügen.

Kräuterfisch in Alufolie
Bild Seite 45

Zutaten für 4 Portionen:
600 g Kabeljaufilet (4 Scheiben), frisch oder tiefgefroren · 30 g Zitronensaft (3 Eßl.) · Salz · 1 Prise Knoblauchpulver · 60 g magerer gekochter Schinken ohne Fettrand (4 halbe Scheiben) · 10 g Petersilie, frisch feingehackt (2 gehäufte Eßl.) · 10 g Dill, frisch feingeschnitten (2 gehäufte Eßl.) · etwa ½ l Wasser
Für die Alufolie: ½ Teel. Diätöl

Nährwert pro Portion etwa: 700 kJ/170 kcal 29 g Eiweiß · 5 g Fett ·1 g Kohlenhydrate · 1 g Ballaststoffe

- Vorbereitungszeit: etwa 15 Minuten
- Garzeit: etwa 10 Minuten

So wird's gemacht: Die Fischfilets kalt abspülen beziehungsweise antauen lassen, mit Küchenkrepp trockentupfen, mit dem Zitronensaft beträufeln, mit Salz einreiben und mit dem Knoblauchpulver bestreuen. Den Schinken auf die Filets legen und die Kräuter darauf verteilen. Je 1 Fischfilet in ein Stück eingeölte Folie einpakken. • In einem großen, flachen Topf das Wasser zum Kochen bringen. Die Folienpaketchen hineinlegen und die Fischportionen zugedeckt etwa 10 Minuten bei schwacher Hitze garen. • Den Kräuterfisch in der geöffneten Folie anrichten.

Abwandlung für die übrige Familie: Zusätzlich je 1 dünne Scheibe durchwachsenen Räucherspeck auf die Filets legen.

Das paßt dazu: Senfsauce (Rezept Seite 37), Kressesalat mit Radieschen (Rezept Seite 38) und Salzkartoffeln (siehe Seite 23). Als Dessert Karamelflammeri (Rezept Seite 65).

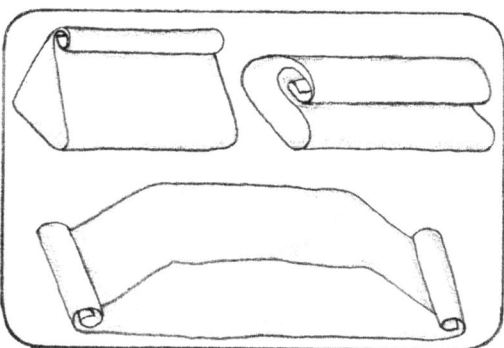

Die Alufolie muß an allen Seiten gut zugefaltet werden. Das Gargut wird mit etwas »Luft« eingepackt, damit es sich beim Kochen noch ausdehnen kann.

Fleischgerichte

Filetsteak vom Grill

Zutaten für 4 Portionen:
600 g Rinderfilet (4 Steaks zu je 150 g) · Zwiebel-pulver · 20 g Diätöl (4 Teel.) · Salz

Nährwert pro Portion etwa: 920 kJ/220 kcal
29 g Eiweiß · 12 g Fett · 0 g Kohlenhydrate ·
0 g Ballaststoffe

● Vorbereitungszeit: etwa 5 Minuten
● Grillzeit: etwa 10 Minuten

So wird's gemacht: Den Grill vorheizen. • Die Steaks kalt abspülen, mit Küchenkrepp trocken-tupfen, auf beiden Seiten mit Zwiebelpulver be-streuen und mit dem Diätöl bepinseln. • Die Fi-letsteaks im Grill von jeder Seite etwa 5 Minuten grillen. Erst dann salzen.

Abwandlung für die übrige Familie: Zusätzlich Kräuter- oder Knoblauchbutter zu den Steaks reichen.

Das paßt dazu: Broccoli (Rezept Seite 51) oder Feldsalat (Rezept Seite 39) und Tomatenreis (Rezept Seite 54). Als Dessert Ananasgelee (Rezept Seite 65).

Schweineschnitzel in Bratfolie

Zutaten für 4 Portionen:
600 g mageres Schweinefleisch aus der Keule (4 Schnitzel zu je 150 g) · Majoran, frisch fein-geschnitten oder getrocknet, gerebelt · Salz · 20 g Zitronensaft (4 Teel.)

Nährwert pro Portion etwa: 1700 kJ/kcal
25 g Eiweiß · 34 g Fett · 1 g Kohlenhydrate ·
0 g Ballaststoffe

● Vorbereitungszeit: etwa 15 Minuten
● Garzeit: etwa 30 Minuten

So wird's gemacht: Den Backofen auf 200° vor-heizen. • Die Schnitzel abspülen, mit Küchen-krepp trockentupfen, mit Majoran und Salz von beiden Seiten bestreuen. • Die Schnitzel in die Bratfolie legen und diese nach Vorschrift ver-schließen. Das Paket auf den Rost in den Back-ofen (unten) legen und die Schnitzel etwa 30 Mi-nuten garen. • Die Schnitzel aus der Folie neh-men, anrichten und mit dem Bratsaft sowie dem Zitronensaft beträufeln.

Abwandlung für die übrige Familie: Zusätzlich 3 mittelgroße Zwiebeln in Ringe schneiden, die Schnitzel damit belegen, mit je 1 Teelöffel Öl begießen und mit frisch gemahlenem schwarzen Pfeffer bestreuen.

Das paßt dazu: Möhrengemüse (Rezept Seite 50) und körnig gekochter Reis (siehe Seite 23). Als Dessert Orangen-Joghurt-Creme (Rezept Seite 67).

Putenwürfel mit Kräutern

Zutaten für 4 Portionen:
600 g Putenfleisch (4 Schnitzel) · 10 g Diätöl (1 Eßl.) · Salz · je 1 Prise Knoblauch- und Pimentpulver · ¼ l heißes Wasser oder heiße fett-arme Fleischbrühe · 10 g Mehl (1 gestrichener Eßl.) · 40 g saure Sahne (2 gestrichene Eßl.) · 10 g Petersilie, frisch feingehackt (2 gehäufte Eßl.) · je 5 g Dill und Kresse, frisch feingeschnit-ten (je 1 gehäufter Eßl.)

Nährwert pro Portion etwa: 850 kJ/200 kcal
37 g Eiweiß · 5 g Fett · 3 g Kohlenhydrate ·
1 g Ballaststoffe

● Vorbereitungszeit: etwa 20 Minuten
● Garzeit: etwa 20 Minuten

So wird's gemacht: Das Putenfleisch kalt abspülen, mit Küchenkrepp trockentupfen und kleinwürfeln. • Das Öl in einer großen Pfanne heiß
werden lassen und das Fleisch darin bei schwacher Hitze von allen Seiten leicht anbräunen.
Salz und die Gewürzpulver dazugeben und das
heiße Wasser oder die Fleischbrühe angießen.
Alles zugedeckt etwa 20 Minuten schmoren lassen. Wenn nötig, etwas Flüssigkeit nachgießen. • Das Mehl mit der sauren Sahne glattrühren und die Sauce damit binden; nochmals kurz
aufkochen lassen. Die Kräuter vor dem Servieren
unter das Gericht mischen.

Das paßt dazu: Kopfsalat mit Orangensauce (Rezept Seite 40) oder Blumenkohl-Apfel-Salat (Rezept Seite 39) und Salzkartoffeln (siehe Seite 23)
oder Tomatenreis (Rezept Seite 54). Als Dessert
Ananasgelee (Rezept Seite 65).

Hackfleischbällchen

Zutaten für 4 Portionen:
*1 Bund Suppengrün · 1½ l Wasser · Salz · 1 Lor-
beerblatt · 4 schwarze Pfefferkörner · 4 Pimentkörner · 200 g Tatar · 200 g körniger Frischkäse
(Hüttenkäse) mit 20% Fett i. Tr. · 60 g Ei (1 mittelgroßes) · 40 g Semmelbrösel (4 gestrichene Eßl.) ·
Knoblauchpulver · 10 g Petersilie, frisch feingehackt (2 gehäufte Eßl.)*

Nährwert pro Portion etwa: 740 kJ/180 kcal
21 g Eiweiß · 6 g Fett · 9 g Kohlenhydrate ·
0 g Ballaststoffe

● Vorbereitungszeit: etwa 25 Minuten
● Garzeit: etwa 15 Minuten

So wird's gemacht: Das Suppengrün putzen, kalt
waschen und kleinschneiden. Das Wasser mit
Salz, dem Lorbeerblatt, den Gewürzkörnern und
dem kleingeschnittenen Suppengrün in einem

großen Topf zum Kochen bringen. • Aus dem
Tatar, dem körnigen Frischkäse, dem Ei, den
Semmelbröseln, Salz, Knoblauchpulver und der
Petersilie in einer mittelgroßen Schüssel einen
Fleischteig kneten und 8 Bällchen daraus formen.
Die Bällchen ins kochende Wasser legen und zu-
gedeckt etwa 15 Minuten ziehen lassen. • Die
Bällchen mit einer Schaumkelle aus der Brühe
heben und warm stellen. • Aus der Brühe eine
Sauce bereiten (zum Beispiel die Senfsauce auf
Seite 37) und die Hackfleischbällchen in der Sau-
ce anrichten.

Abwandlung für die übrige Familie: Zusätzlich
2 mittelgroße Zwiebeln feinwürfeln und unter
3 Viertel der Fleischmasse kneten. Die Bällchen
ohne Zwiebel mit Holzspießchen kennzeichnen.

Das paßt dazu: Senfsauce (Rezept Seite 37), frischer Spinat (Rezept Seite 52) und Salzkartoffeln
(siehe Seite 23) oder körnig gekochter Reis (siehe Seite 23). Als Dessert heißer Vanilleschaum
(Rezept Seite 65).

So gelingt Kräuterfisch in Alufolie Schritt für Schritt. ▷
Von links nach rechts sehen Sie: das Säuern der Kabeljaufilets, das Belegen des Fischfilets mit Schinken, das
Bestreuen mit der Kräutermischung, das Einpacken in
die Alufolie, das Einlegen der Päckchen ins kochende
Wasser, das Anrichten des Kräuterfischs in der geöffneten Folie. Rezept Seite 42. Die Senfsauce von Seite
37 paßt gut dazu.

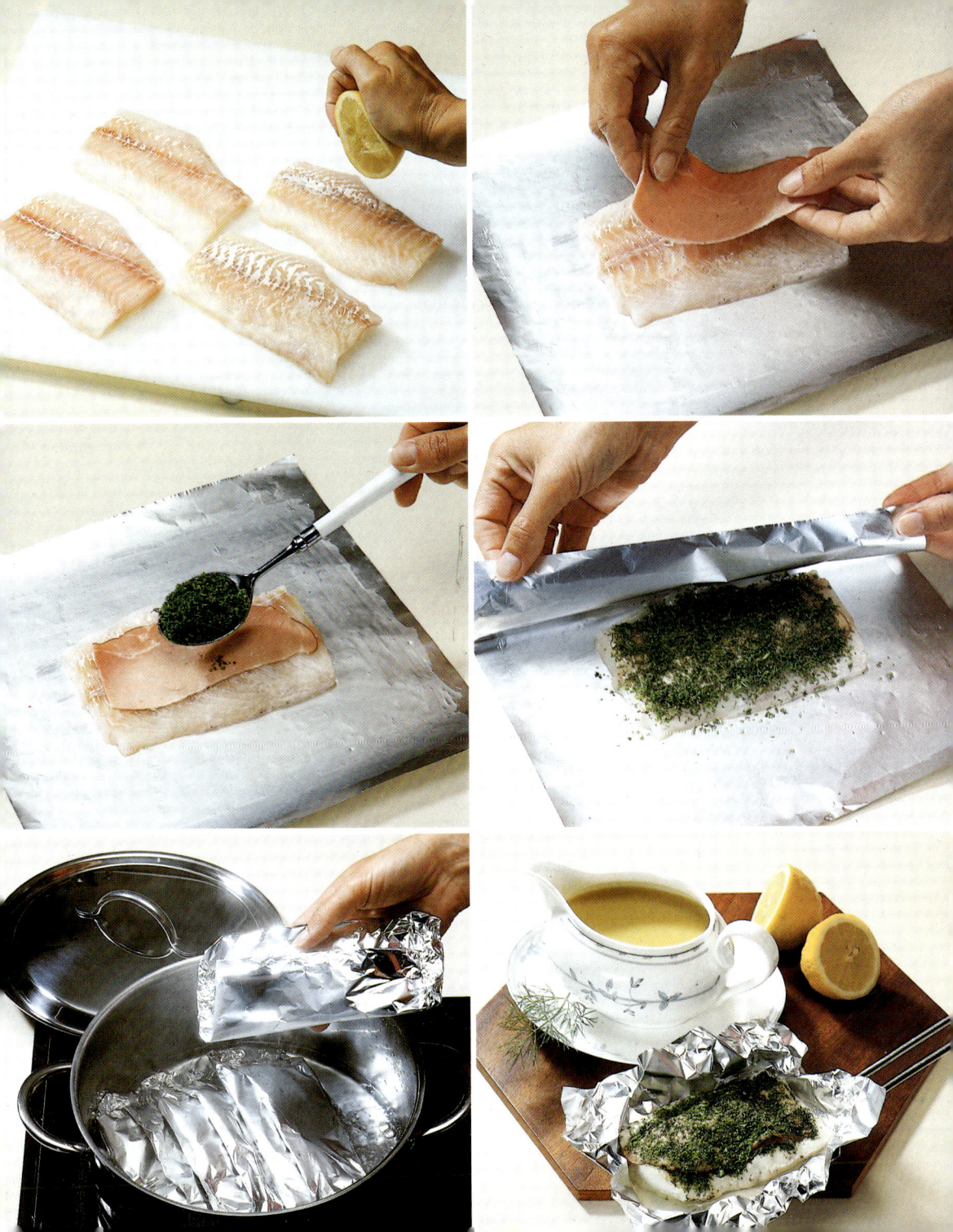

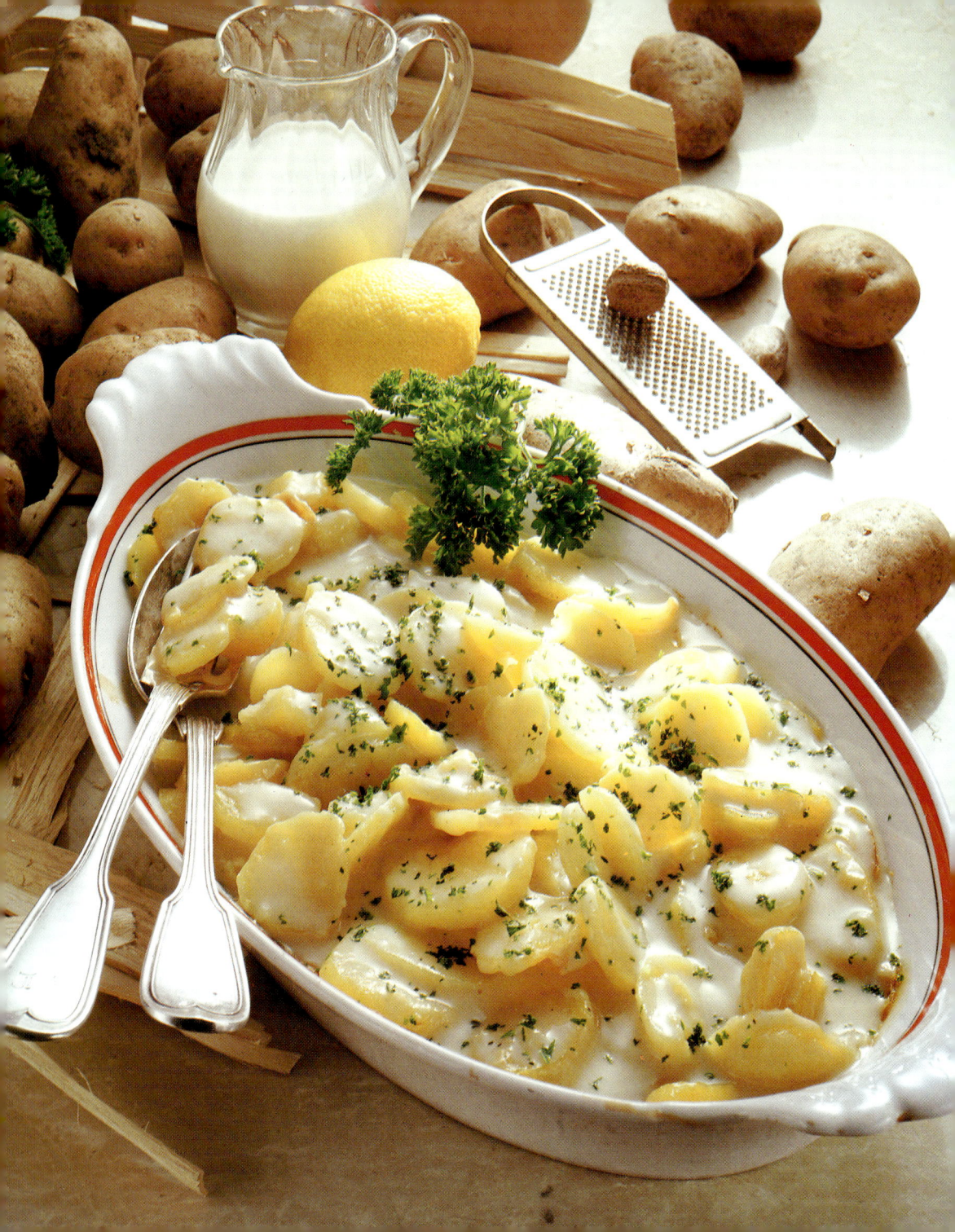

Sauerbraten

Zutaten für 4 Portionen:
1 l Buttermilch · 1 Lorbeerblatt · 5 weiße Pfeffer-
körner · 5 Pimentkörner · Salz · 1 Schuß Kräuter-
essig · 20 g Zwiebel (1 kleine) · 600 g mageres
Rindfleisch aus der Oberschale · 20 g Diätöl
(2 Eßl.) · ¼ l heißes Wasser oder heiße fettarme
Fleischbrühe · 5 g Mehl (1 gehäufter Teel.) ·
20 g Buttermilch (2 Eßl.) · 5 g Zitronensaft
(1 Teel.) · 1 große Prise Zucker

Nährwert pro Portion etwa: 1600 kJ/380 kcal
42 g Eiweiß · 18 g Fett · 12 g Kohlenhydrate ·
0 g Ballaststoffe

● Vorbereitungszeit: etwa 25 Minuten
● Marinierzeit: mindestens 24 Stunden
● Garzeit: etwa 2 Stunden

So wird's gemacht: Aus der Buttermilch, den
Gewürzen, Salz und dem Essig in einer mittelgroßen Schüssel eine Marinade bereiten. Die Zwiebel schälen und hinzufügen. Das Rindfleisch darin unter mehrmaligem Wenden 24 Stunden zugedeckt und kühl liegen lassen. ● Danach das
Fleisch aus der Marinade nehmen und mit Küchenkrepp trockentupfen. ● Das Öl in einem
mittelgroßen Topf erhitzen und das Fleisch darin
bei schwacher Hitze von allen Seiten leicht anbraten. Mit dem heißen Wasser oder der Brühe
angießen und das Fleisch zugedeckt bei mittlerer
Hitze etwa 2 Stunden garen. Eventuell zwischendurch etwas heiße Flüssigkeit nachgießen. ●

◁ Eine klassische Beilage, die Kartoffeln ohne viel Mühe
zu einer Delikatesse macht. Das Rezept der Béchamelkartoffeln steht auf Seite 51.

Nach Beendigung der Garzeit das Fleisch herausnehmen und warm stellen. ● Das Mehl mit der
Buttermilch glattrühren und die Bratenflüssigkeit
damit binden. Die Sauce einmal aufkochen lassen, dann mit dem Zitronensaft, Salz und dem
Zucker abschmecken. Das Fleisch in Scheiben
schneiden und in der Sauce servieren.

Abwandlung für die übrige Familie: Zusätzlich
die Sauce mit etwas Sahne legieren.

Das paßt dazu: Kopfsalat mit Orangensauce (Rezept Seite 40) und Kartoffelknödel (siehe Seite
23). Als Dessert Obstsalat (Rezept Seite 68).

Poularde mit Birnenfüllung

Zutaten für 4 Portionen:
1 küchenfertige Poularde von 1200 g · Salz ·
300 g Birnen, frisch oder aus der Dose (3 mittel-
große) · 20 g Kirschkonfitüre oder eine andere
Konfitüre (1 gestrichener Eßl.) · 20 g Zitronensaft
(2 Eßl.) · 1 Messerspitze Zimtpulver · 5 g Mehl
(1 gehäufter Teel.) · 2 Eßl. Wasser

Nährwert pro Portion etwa: 1400 kJ/330 kcal
42 g Eiweiß · 12 g Fett · 15 g Kohlenhydrate ·
2 g Ballaststoffe

● Vorbereitungszeit: etwa 25 Minuten
● Garzeit: etwa 1 Stunde

So wird's gemacht: Den Backofen auf 220° vorheizen. ● Die Poularde unter fließendem kalten
Wasser gründlich waschen, mit Küchenkrepp
trockentupfen, dann von innen und außen salzen.
Frische Birnen schälen, vierteln, vom Kerngehäuse befreien und kleinwürfeln. (Birnen aus der
Dose in einem Sieb abtropfen lassen und würfeln). ● Die Birnenwürfel mit der Konfitüre,
dem Zitronensaft, dem Zimt und Salz in einer
mittelgroßen Schüssel vorsichtig vermischen. Die

Poularde damit füllen und die Bauchöffnung mit einer Rouladennadel zustecken. • Die Poularde in die Bratfolie geben und diese nach Vorschrift verschließen. Die Poularde auf den Rost in den Backofen (unten) schieben und etwa 1 Stunde garen. • Den Bratensaft in einen mittelgroßen Topf gießen. Das Mehl mit dem Wasser glattrühren, unter Rühren in die Sauce einlaufen und kurz aufkochen lassen. Die Poularde tranchieren und mit der Füllung gleichmäßig auf vier vorgewärmte Teller verteilen. Die Sauce dazu servieren.

Das paßt dazu: Feldsalat (Rezept Seite 39) und körnig gekochter Reis (siehe Seite 23). Als Dessert Karamelflammeri (Rezept Seite 65).

Geschmorte Hasenkeule

Zutaten für 4 Portionen:
800 g Hasenkeulen, frisch oder tiefgefroren (2 gro-ße) · Salz · 20 g Diätöl (2 Eßl.) · 20 g Zwiebel (1 kleine) · 1 Lorbeerblatt · 4 Wacholderbeeren · 4 Pimentkörner · 4 weiße Pfefferkörner · ½ l hei-ßes Wasser oder heiße fettarme Fleischbrühe · 10 g Mehl (1 gestrichener Eßl.) · 125 g saure Sahne mit 10% Fett · 5 g Zitronensaft (1 Teel.) · 5 g Zucker (1 gestrichener Teel.)

Nährwert pro Portion etwa: 1100 kJ/260 kcal 34 g Eiweiß · 13 g Fett · 5 g Kohlenhydrate · 0 g Ballaststoffe

- Vorbereitungszeit: etwa 15 Minuten
- Garzeit: etwa 1½ Stunden

So wird's gemacht: Die Hasenkeulen kalt abspülen beziehungsweise antauen lassen und mit Küchenkrepp trockentupfen, dann mit Salz bestreuen. • Das Öl in einem flachen, großen Topf kurz heiß werden lassen und die Keulen darin bei schwacher Hitze von beiden Seiten leicht anbra-

ten. • Die Zwiebel schälen und grob würfeln. Die Gewürze und die Zwiebelwürfel zu den Hasenkeulen geben und alles etwa 30 Minuten zugedeckt schmoren lassen. • Dann das heiße Wasser oder die Fleischbrühe angießen. Die Keulen zugedeckt etwa 1 Stunde weiterschmoren. • Die Hasenkeulen herausnehmen, das Fleisch von den Knochen lösen und warm stellen. • Das Mehl mit der sauren Sahne glattrühren und die Sauce damit binden. Mit dem Zitronensaft, dem Zucker und eventuell etwas Salz abschmecken. Die Sauce durchsieben und das Fleisch darin nochmals kurz erhitzen.

Abwandlung für die übrige Familie: Zusätzlich 2 Scheiben durchwachsenen Räucherspeck und 1 große Zwiebel würfeln, goldbraun braten und unter die Sauce mischen. Mit frisch gemahlenem weißem Pfeffer würzen.

Das paßt dazu: Kressesalat mit Radieschen (Rezept Seite 38) oder Broccoli (Rezept Seite 51) und Salzkartoffeln (siehe Seite 23) oder Kartoffelklöße (siehe Seite 23). Als Dessert heißer Vanilleschaum (Rezept Seite 65).

Hühnerfrikassee mit Spargel

Zutaten für 4 Portionen:
600 g gekochtes Hühnerfleisch ohne Haut · 270 g Spargelspitzen (1 mittelgroße Dose) · 20 g Diätmargarine oder Butter (2 gestrichene Eßl.) · 30 g Mehl (3 gestrichene Eßl.) · ¼ l heiße fettarme Hühnerbrühe · Salz · 20 g Zitronensaft (2 Eßl.) · 10 g Zucker (2 gestrichene Teel.) · 10 g Petersilie, frisch feingehackt (2 gehäufte Eßl.)

Nährwert pro Portion etwa: 1075 kJ/255 kcal 36 g Eiweiß · 9 g Fett · 10 g Kohlenhydrate · 0 g Ballaststoffe

- Vorbereitungszeit: etwa 15 Minuten
- Garzeit: etwa 15 Minuten

So wird's gemacht: Das Hühnerfleisch in Würfel schneiden. Die Spargelspitzen zum Abtropfen auf ein Sieb schütten und die Flüssigkeit auffangen. • Das Fett in einem mittelgroßen Topf zerlaufen lassen. Das Mehl darin hell anschwitzen, dann mit der Hühnerbrühe und der Spargelflüssigkeit unter Rühren auffüllen. Die Sauce etwa 10 Minuten bei schwacher Hitze kochen lassen. • Die Sauce mit Salz, dem Zitronensaft und dem Zucker abschmecken. Das Hühnerfleisch und die Spargelspitzen in die Sauce geben und darin kurz erhitzen. Zuletzt die Petersilie über das Frikassee streuen.

Abwandlung für die übrige Familie: Die Sauce zusätzlich mit 1 Eigelb und etwas Sahne legieren.

Das paßt dazu: Möhrensalat (Rezept Seite 38) und körnig gekochter Reis (siehe Seite 23). Als Dessert Ananasgelee (Rezept Seite 65).

Variante: 300–500 g frischen Spargel schälen, von holzigen Enden befreien, in Salzwasser etwa 20 Minuten kochen (je nach Dicke der Stangen), in Stücke schneiden und wie oben weiterverarbeiten.

Herzwürfel mit Dillgurken

Zutaten für 4 Portionen:
50 g Zwiebel (1 mittelgroße) · 100 g Möhre (1 mittelgroße) · 2 l Wasser · Salz · 3 Pimentkörner · 3 schwarze Pfefferkörner · 1 Lorbeerblatt · 600 g Schweineherzen, ohne Abfall gerechnet · 500 g Salatgurke · ½ l heiße Herzbrühe · 20 g Mehl (2 gestrichene Eßl.) · 3 Eßl. Wasser · Zwiebelpulver · 10 g Zucker (2 gestrichene Teel.) · 15 g Zitronensaft (3 Teel.) · 5 g Dill, frisch feingeschnitten (1 gehäufter Eßl.)

Nährwert pro Portion etwa: 960 kJ/230 kcal
27 g Eiweiß · 8 g Fett · 13 g Kohlenhydrate ·
3 g Ballaststoffe

- Vorbereitungszeit: etwa 15 Minuten
- Garzeit: etwa 2 Stunden
- Fertigstellung: etwa 30 Minuten

So wird's gemacht: Die Zwiebel schälen und kleinschneiden. Die Möhre putzen, kalt waschen und vierteln. • Das Wasser mit Salz, den Gewürzkörnern, dem Lorbeerblatt, den Zwiebel- und Möhrenstückchen in einem großen Topf zum Kochen bringen. • Die Herzen kalt abspülen, von den Gefäßen befreien, in den kochenden Sud legen und zugedeckt bei mittlerer Hitze etwa 2 Stunden kochen lassen. • Die Herzen herausnehmen, abkühlen lassen und in kleine Würfel schneiden. Die Gurke schälen und halbieren, die Kerne mit einem Löffel herauskratzen und die Gurkenhälften in fingerbreite Streifen schneiden. • ½ l Herzbrühe durchsieben und in einem mittelgroßen Topf zum Kochen bringen. Die Gurkenstreifen in die kochende Brühe geben und etwa 10 Minuten bei schwacher Hitze zugedeckt garen. • Das Mehl mit 3 Eßlöffeln Wasser glattrühren und das Gemüse damit binden. Die Herzwürfel hinzufügen und alles noch etwa 5 Minuten bei schwacher Hitze garen. • Das Gericht mit Zwiebelpulver, dem Zucker, dem Zitronensaft und eventuell Salz abschmecken. Zuletzt den Dill darüberstreuen.

Abwandlung für die übrige Familie: Zusätzlich 3 Scheiben durchwachsenen Räucherspeck würfeln und ausbraten, 2 Zwiebeln, in Würfel geschnitten, darin goldbraun braten und alles unter die Herzwürfel mischen.

Das paßt dazu: Möhrensalat (Rezept Seite 38) und Salzkartoffeln (siehe Seite 23). Als Dessert Karamelflammeri (Rezept Seite 65).

Gemüse- und Kartoffelgerichte

Möhrengemüse

Zutaten für 4 Portionen:
1 kg Möhren · ¼ l Wasser · Salz · 4 Pimentkörner · 20 g Diätmargarine oder Butter (2 gestrichene Eßl.) · 10 g Zucker (2 Teel.) · 10 g Petersilie, frisch feingehackt (2 gehäufte Eßl.)

Nährwert pro Portion etwa: 630 kJ/150 kcal
3 g Eiweiß · 5 g Fett · 24 g Kohlenhydrate ·
8 g Ballaststoffe

● Vorbereitungszeit: etwa 30 Minuten
● Garzeit: etwa 20 Minuten

So wird's gemacht: Die Möhren putzen, kalt waschen und in Würfel oder Stifte schneiden. Das Wasser mit Salz und den Pimentkörnern in einem mittelgroßen Topf zum Kochen bringen. Die Möhrenstücke in das kochende Wasser geben und zugedeckt bei schwacher Hitze etwa 20 Minuten dünsten. ● Das Fett unter das Gemüse mischen. Mit Salz und dem Zucker abschmecken und die Petersilie daraufstreuen. Vor dem Anrichten die Pimentkörner entfernen.

Abwandlung für die übrige Familie: Zusätzlich noch etwas Butter unter das heiße Gemüse mischen.

Das paßt dazu: Schweineschnitzel in Bratfolie (Rezept Seite 43).

Schwarzwurzelgemüse

Zutaten für 4 Portionen:
1 kg Schwarzwurzeln, geputzt gewogen · 1 l kaltes Wasser · 20 g Mehl (2 gestrichene Eßl.) · 2 Eßl. Kräuteressig · ½ l heißes Wasser oder heiße fettarme Brühe · Salz · 20 g Diätmargarine oder Butter (2 gestrichene Eßl.) · Muskatnuß, frisch gerieben, und/oder 5 g Petersilie, frisch feingehackt

Nährwert pro Portion etwa: 295 kJ/70 kcal
3 g Eiweiß · 5 g Fett · 3 g Kohlenhydrate ·
20 g Ballaststoffe

● Vorbereitungszeit: etwa 35 Minuten
● Garzeit: etwa 35 Minuten

So wird's gemacht: Die Schwarzwurzeln unter fließendem kaltem Wasser bürsten und schaben oder schälen. In einer mittelgroßen Schüssel das kalte Wasser mit dem Mehl und dem Essig verrühren. Die geputzten Schwarzwurzeln sofort in das Wasser legen, bis alle geputzt sind, damit sie weiß bleiben. ● Das heiße Wasser oder die Brühe mit dem Salz in einem mittelgroßen Topf zum Kochen bringen. Die Schwarzwurzeln in einem großen Sieb mit kaltem Wasser abbrausen, abtropfen lassen und in etwa 2 cm lange Stücke schneiden. Die Stücke in die kochende Flüssigkeit geben, zudecken und etwa 35 Minuten garen. ● Dann die Schwarzwurzeln wieder in das große Sieb schütten, dabei die Kochbrühe auffangen (man kann sie für eine Sauce verwenden). Die Schwarzwurzeln in einer vorgewärmten Schüssel anrichten. Die Margarine oder Butter in Flöckchen auf dem heißen Gemüse verteilen und schmelzen lassen. Mit Muskat und/oder der Petersilie bestreuen.

Variante: Sie können das Gemüse auch mit einer hellen Sauce anrichten. Hierfür 30 g Margarine oder Butter erhitzen, mit 35 g Mehl anschwitzen, mit ⅜ l Schwarzwurzelkochbrühe und ⅛ l fettarmer Milch aufgießen und unter Rühren bei mittlerer Hitze 5 Minuten kochen lassen. Mit etwas Salz, Muskatnuß, eventuell ein paar Tropfen Zitronensaft und 1 Prise Zucker abschmecken. Die Sauce mit den Schwarzwurzeln mischen; die Butter- oder Margarineflöckchen dann weglassen.

Das paßt dazu: Schweineschnitzel in Bratfolie (Rezept Seite 43).

Broccoli

Zutaten für 4 Portionen:
1 kg frischer Broccoli · ¼ l Wasser oder fettarme Fleischbrühe · Salz · 4 weiße Pfefferkörner · 4 Pimentkörner · 20 g Diätmargarine oder Butter (2 gestrichene Eßl.) · 10 g Petersilie, frisch fein- gehackt (2 gehäufte Eßl.)

Nährwert pro Portion etwa: 500 kJ/120 kcal
9 g Eiweiß · 5 g Fett · 11 g Kohlenhydrate · 10 g Ballaststoffe

● Vorbereitungszeit: etwa 15 Minuten
● Garzeit: etwa 25 Minuten

So wird's gemacht: Die Broccolistauden kalt wa- schen und putzen, dabei die harten Stengelenden abschneiden. Das Wasser mit Salz oder die Fleischbrühe mit den Gewürzkörnern in einem

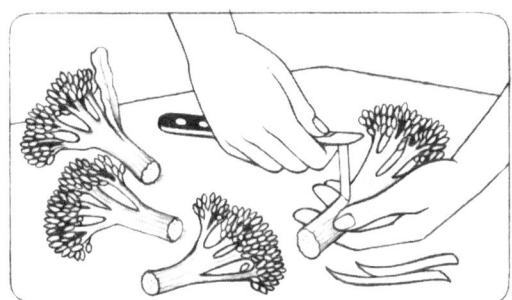

Die Broccolistaude wird zerteilt, harte Stielenden wer- den entfernt, die Stiele nach Möglichkeit geschält, da- mit sie gleichzeitig mit den Röschen weich werden.

großen Topf zum Kochen bringen. • Die zarten Broccolistengel zusammen mit den jungen Blätt- chen und den kleinen Röschen in die kochende Flüssigkeit geben und zugedeckt bei schwacher Hitze etwa 25 Minuten garen. • Anschließend den Broccoli in eine vorgewärmte Schüssel ge-

ben. Das Fett in Flöckchen auf dem heißen Ge- müse verteilen und zerfließen lassen. Wenn nö- tig, noch mit Salz nachwürzen. Das Gemüse mit der Petersilie bestreuen. Die Gewürzkörner vor dem Anrichten entfernen.

Abwandlung für die übrige Familie: Zusätzlich den Broccoli mit etwas gebräunter Butter begie- ßen und mit frisch gemahlenem weißem Pfeffer bestreuen.

Das paßt dazu: Poularde mit Birnenfüllung (Rezept Seite 47).

Béchamelkartoffeln
Bild Seite 46

Zutaten für 4 Portionen:
1 kg Kartoffeln · ½ l Wasser · Salz · 1 Lorbeer- blatt · 4 Pimentkörner · 4 weiße Pfefferkörner · 30 g Diätmargarine oder Butter (3 gestrichene Eßl.) · 30 g Mehl (3 gestrichene Eßl.) · ½ l fettar- me Milch mit 1,5% Fett · 35 g saure Sahne mit 10% Fett (2 gestrichene Eßl.) · Zwiebelpulver · 1 Prise Zucker · 5 g Zitronensaft (1 Teel.) · Muskatnuß, frisch gerieben · 10 g Petersilie, frisch feingehackt (2 gehäufte Eßl.)

Nährwert pro Portion etwa: 1400 kJ/330 kcal
10 g Eiweiß · 9 g Fett · 53 g Kohlenhydrate · 5 g Ballaststoffe

● Vorbereitungszeit: etwa 30 Minuten
● Garzeit: etwa 20 Minuten

So wird's gemacht: Die Kartoffeln kalt waschen, schälen und halbieren. Das Wasser mit Salz, dem Lorbeerblatt, den Piment- und den Pfefferkör- nern in einem mittelgroßen Topf zum Kochen bringen. Die Kartoffeln in das kochende Wasser geben und zugedeckt bei schwacher Hitze etwa

15 Minuten garen. • Das Kartoffelwasser abgießen und in einem Gefäß auffangen. Die Kartoffeln in einer mittelgroßen Schüssel abkühlen lassen, dann in Scheiben schneiden. • Das Fett in einem mittelgroßen Topf schmelzen lassen. Das Mehl darin kurz anschwitzen und mit ¼ l Kartoffelkochwasser sowie der Milch unter Rühren aufgießen. Die Sauce etwa 3 Minuten köcheln lassen. Den Topf von der Kochstelle nehmen. Die Sauce mit der sauren Sahne legieren, mit Zwiebelpulver, dem Zucker, dem Zitronensaft, Muskat und eventuell etwas Salz abschmecken. Die Kartoffelscheiben in der heißen Béchamelsauce kurz ziehen lassen. Das Lorbeerblatt und die Gewürzkörner entfernen. Die Béchamelkartoffeln in einer vorgewärmten Schüssel anrichten und mit der Petersilie bestreuen.

Abwandlung für die übrige Familie: Zusätzlich 1 gehäuften Eßlöffel Butter zerlassen, 1 große, in Würfel geschnittene Zwiebel darin glasig braten und über die Béchamelkartoffeln geben. Mit frisch gemahlenem weißem Pfeffer würzen.

Variante: Statt der Petersilie kann auch feingeschnittener Dill verwendet werden.

Kartoffeln in der Folie

Zutaten für 4 Portionen:
800 g möglichst gleich große Kartoffeln (8 Stück) · Salz · Kümmel · 20 g Diätmargarine oder Butter (2 gestrichene Eßl.)
Für die Folie: 10 g Diätöl (1 Eßl.)

Nährwert pro Portion etwa: 850 kJ/200 kcal
4 g Eiweiß · 7 g Fett · 32 g Kohlenhydrate ·
4 g Ballaststoffe

● Vorbereitungszeit: etwa 20 Minuten
● Backzeit: etwa 45 Minuten

So wird's gemacht: Die Kartoffeln gründlich unter fließendem kalten Wasser abbürsten, mit Küchenkrepp trockenreiben und oben kreuzweise einritzen. • Den Backofen auf 200° vorheizen. • 8 genügend große Stücke Alufolie mit dem Öl bepinseln. Die Kartoffeln einzeln einpakken und die Folie gut zufalten. • Die Päckchen auf den Rost in den Backofen (Mitte) schieben und die Kartoffeln etwa 45 Minuten garen. • Danach die Folie jeweils oben öffnen und in die aufgeplatzten Kartoffeln Salz und Kümmel nach Geschmack sowie Margarine- oder Butterflöckchen streuen. Man ißt die Kartoffeln mit einem Löffel aus der Schale.

Abwandlung für die übrige Familie: Die Kartoffeln etwas reichlicher mit Butterflöckchen bestreuen.

Das paßt dazu: Quarkremoulade (Rezept Seite 36).

Frischer Spinat

Zutaten für 4 Portionen:
1 kg frischer Blattspinat · 20 g Diätmargarine oder Butter (2 gestrichene Eßl.) · 4 Eßl. heißes Wasser · Salz · Zwiebelpulver · Muskatnuß, frisch gerieben

Nährwert pro Portion etwa: 470 kJ/110 kcal
8 g Eiweiß · 5 g Fett · 10 g Kohlenhydrate ·
0 g Ballaststoffe

● Vorbereitungszeit: etwa 35 Minuten
● Garzeit: etwa 10 Minuten

So wird's gemacht: Den Spinat verlesen und mehrmals kalt waschen, grobe Stiele entfernen. Die Blätter in ein großes Sieb geben und mit kochendheißem Wasser überbrühen, dann abtropfen und etwas abkühlen lassen. • Die Spinatblätter grobhacken. • In einem mittelgroßen

Topf die Margarine oder Butter zerlassen. Den gehackten Spinat mit dem heißen Wasser hinzufügen und zugedeckt bei schwacher Hitze etwa 10 Minuten garen. • Das Gemüse mit wenig Salz, Zwiebelpulver und Muskat nach Geschmack würzen.

> **Mein Tip** Wenn Sie wenig Zeit haben, läßt sich auch tiefgefrorener Blattspinat wie oben zubereiten. Spinatreste niemals aufwärmen, weil dann das enthaltene Nitrat zu Nitrit umgewandelt wird, und dieses ist für den Organismus nicht ungefährlich.

Abwandlung für die übrige Familie: Zusätzlich 3 Scheiben durchwachsenen Räucherspeck würfeln und ausbraten. 2 Zwiebeln, in feine Würfel geschnitten, mit dem Speck bräunen und die Mischung zum Schluß unter den Spinat heben. Mit schwarzem Pfeffer abschmecken.

Das paßt dazu: Hackfleischbällchen (Rezept Seite 44).

Kartoffelgemüse mit Äpfeln

Zutaten für 4 Portionen:
800 g Kartoffeln · ¼ l heißes Wasser oder heiße fettarme Fleischbrühe · Salz · 1 Lorbeerblatt · 3 Pimentkörner · 3 weiße Pfefferkörner · 5 g Zitronensaft (1 Teel.) · 500 g Äpfel · 5 g Zucker (1 gestrichener Teel.) · 1 Prise Knoblauchpulver

Nährwert pro Portion etwa: 940 kJ/220 kcal 5 g Eiweiß · 1 g Fett · 50 g Kohlenhydrate · 4 g Ballaststoffe

- • Vorbereitungszeit: etwa 30 Minuten
- • Garzeit: etwa 15 Minuten

So wird's gemacht: Die Kartoffeln waschen, schälen und in große Würfel schneiden. • Das Wasser mit Salz oder die Fleischbrühe mit den Gewürzen und dem Zitronensaft in einem großen Topf zum Kochen bringen. Die Kartoffelwürfel in die Flüssigkeit geben. Zugedeckt etwa 10 Minuten bei schwacher Hitze kochen lassen. • In der Zwischenzeit die Äpfel schälen, halbieren, vom Kerngehäuse befreien, ebenfalls in große Würfel schneiden und zu den Kartoffeln schütten. 5 Minuten zugedeckt mitgaren. • Das Gericht mit Salz, dem Zucker und dem Knoblauchpulver abschmecken. Vor dem Anrichten das Lorbeerblatt und die Gewürzkörner entfernen.

Abwandlung für die übrige Familie: Zusätzlich 3 Scheiben durchwachsenen Räucherspeck würfeln und ausbraten, 2 Zwiebeln würfeln und mit den Speckwürfeln bräunen, die Mischung unter das Gemüse heben. Mit Currypulver abschmecken.

Das paßt dazu: Schweineschnitzel in Bratfolie (Rezept Seite 43).

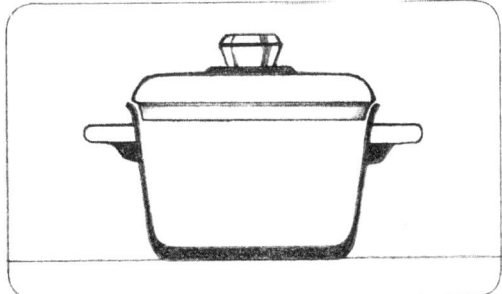

Wasser- und fettarm kann man in Edelstahltöpfen garen, die einen Zargen- oder Steckdeckel mit heruntergezogenem Rand haben.

Reis · Grieß · Nudeln

Tomatenreis

Zutaten für 4 Portionen:
200 g Brüh- oder Langkornreis · 20 g Diätmarga-
rine oder Butter (2 gestrichene Eßl.) · Salz · 1 Lor-
beerblatt · 5 Pimentkörner · 5 weiße Pfefferkör-
ner · 40 g Tomatenmark (2 gestrichene Eßl.) ·
10 g Instant-Fleischbrühe (2 gehäufte Teel.) und
1 l heißes Wasser oder 1 l heiße fettarme Fleisch-
brühe · Zwiebelpulver · 250 g Tomaten

Nährwert pro Portion etwa: 1100 kJ/260 kcal
7 g Eiweiß · 7 g Fett · 43 g Kohlenhydrate ·
2 g Ballaststoffe

● Vorbereitungszeit: etwa 15 Minuten
● Garzeit: etwa 20 Minuten

So wird's gemacht: Den Reis in einem Sieb kalt
abbrausen und abtropfen lassen. Das Fett in
einem großen Topf zerlaufen lassen und den Reis
darin mit Salz, dem Lorbeerblatt, den Gewürzkörnern, dem Tomatenmark und der Instant-
Fleischbrühe unter Rühren mit einem Holzlöffel
kurz andünsten. ● ½ l heißes Wasser aufgießen.
Oder statt Instant-Fleischbrühe und Wasser fer-
tige Fleischbrühe verwenden. Den Reis zugedeckt bei schwacher Hitze etwa 10 Minuten quellen lassen. ● Anschließend das restliche Wasser
oder die Brühe dazugießen und den Reis weitere
10 Minuten garen. Mit Salz und Zwiebelpulver
abschmecken. ● Die Tomaten kreuzweise einritzen, mit kochendheißem Wasser überbrühen,

> **Mein Tip** Wenn er vom Patienten ver-
> tragen wird, sollten Sie das Gericht mit
> Naturreis (Vollreis) zubereiten, denn die-
> ser enthält noch alle Vitamine und Mine-
> ralstoffe. Naturreis muß etwa 35 Minuten
> garen.

häuten, von Stielansatz und Kernen befreien und
kleinschneiden. Die Tomatenstückchen unter
den heißen Reis mischen. Das Lorbeerblatt und
die Gewürzkörner entfernen.

Abwandlung für die übrige Familie: Zusätzlich
etwas Butter unter den Tomatenreis mischen und
bei Tisch nach Belieben geriebenen Käse darüberstreuen.

Das paßt dazu: Schweineschnitzel in Bratfolie
(Rezept Seite 43).

Milchreis mit Frischkäse und Zimtzucker

Zutaten für 4 Portionen:
½ l fettarme Milch mit 1,5% Fett · ½ l Mager-
milch · 1 Stück Zimtstange, etwa 6 cm lang · 150 g
Milch- oder Rundkornreis · 200 g körniger Frisch-
käse mit 20% Fett i. Tr. (1 Becher), zum Beispiel
Hüttenkäse · 20 g Zucker (4 gestrichene Teel.) ·
Zimtpulver

Nährwert pro Portion etwa: 1200 kJ/290 kcal
18 g Eiweiß · 5 g Fett · 46 g Kohlenhydrate ·
0 g Ballaststoffe

● Vorbereitungszeit: etwa 10 Minuten
● Garzeit: etwa 25 Minuten

So wird's gemacht: Die Milch in einem mittelgroßen Topf mit der Zimtstange zum Kochen bringen. ● Den Reis in einem Sieb kalt waschen,
abtropfen lassen und unter Rühren in die kochende Milch schütten. Zugedeckt etwa 25 Minuten bei schwacher Hitze quellen lassen. Zwischendurch mit einem Holzlöffel hin und her
schieben, damit der Reis nicht ansetzt. ● Den
Reis etwas abkühlen lassen, die Zimtstange entfernen und den Frischkäse daruntermischen. Den

Reisbrei auf tiefe Teller verteilen. Mit dem Zukker und Zimtpulver bestreuen.

Abwandlung für die übrige Familie: Den Reis zusätzlich mit gebräunter Butter begießen.

Das paßt davor: Möhrencremesuppe (Rezept Seite 35).

Maisgrießklößchen

Zutaten für 4 Portionen:
¼ l fettarme Milch mit 1,5% Fett · ¾ l Wasser · Salz · 300 g feiner Maisgrieß · 100 g Edamer Käse mit 30% Fett i. Tr., frisch gerieben · 60 g Ei (1 mittelgroßes) · Muskatnuß, frisch gerieben · 2 l Wasser

Nährwert pro Portion etwa: 1535 kJ/370 kcal 17 g Eiweiß · 8 g Fett · 59 g Kohlenhydrate · 0 g Ballaststoffe

● Vorbereitungszeit: etwa 35 Minuten
● Garzeit: etwa 10 Minuten

So wird's gemacht: Die Milch mit ¾ l Wasser und Salz in einem großen Topf zum Kochen bringen. Den Maisgrieß unter Rühren in die Flüssigkeit streuen und zugedeckt etwa 15 Minuten quellen lassen. ● Den Käse unter den heißen Maisbrei rühren, etwas abkühlen lassen, dann das Ei daruntermischen. Mit Salz und Muskat abschmekken. ● 2 l Wasser in einem großen Topf zum Kochen bringen. Vom Maisbrei mit zwei Eßlöffeln Klöße abstechen – die Menge ergibt etwa 28 Stück –, in das kochende Wasser geben und etwa 10 Minuten bei schwacher Hitze ziehen lassen. ● Die Klößchen mit einer Schaumkelle aus dem Wasser heben, abtropfen lassen und auf vorgewärmten Tellern anrichten.

Das paßt dazu: Tomatensauce (Rezept Seite 37).

Abwandlung für die übrige Familie: Die Klöße (warm oder kalt) in Semmelbröseln wenden. In einer Pfanne 3 gehäufte Eßlöffel Butter zerlassen und die Klöße darin rundum goldbraun braten.

Pikante Spaghetti
Bild Umschlag-Vorderseite

Zutaten für 4 Portionen:
10 g Diätöl (1 Eßl.) · 200 g Tatar · 40 g Tomatenmark (2 gestrichene Eßl.) · Salz · 1 Prise mildes Paprikapulver · 1 Lorbeerblatt · 4 Pimentkörner · 5 g Mehl (1 gehäufter Teel.) · ¼ l heißes Wasser oder heiße fettarme Fleischbrühe · 200 g Pfirsich, frisch oder aus der Dose (1 großer) · 150 g Tomaten (3 mittelgroße) · 100 g frische Champignons · 2 l Wasser · 1 Stück frische Ingwerwurzel · 500 g Spaghetti oder Makkaroni · je 1 Prise Ingwerpulver und Zucker

Nährwert pro Portion etwa: 2385 kJ/570 kcal 28 g Eiweiß · 6 g Fett · 102 g Kohlenhydrate · 8 g Ballaststoffe

● Vorbereitungszeit: etwa 30 Minuten
● Garzeit: etwa 30 Minuten

So wird's gemacht: Das Öl in einem mittelgroßen Topf erhitzen. Das Tatar mit dem Tomatenmark, Salz, dem Paprikapulver, dem Lorbeerblatt, den Pimentkörnern und dem Mehl unter Rühren kurz anbraten. Mit dem heißen Wasser oder der Brühe auffüllen und zugedeckt bei schwacher Hitze etwa 5 Minuten kochen lassen. ● Den frischen Pfirsich mit kochendheißem Wasser überbrühen, abziehen, halbieren, entsteinen und in feine Blättchen schneiden; oder den Dosenpfirsich in Blättchen schneiden. Die Tomaten kreuzweise einritzen, ebenfalls kochendheiß überbrühen, häuten, vom Stielansatz befreien und in dünne Scheiben schneiden. Die Champignons putzen

und in feine Scheibchen schneiden. • Die Pfir-
sich-, Tomaten- und Pilzscheiben in die Fleisch-
sauce geben; eventuell noch etwas heißes Wasser
zufügen und das Ganze zugedeckt bei schwacher
Hitze weitere 15 Minuten kochen lassen. • Inzwischen das Wasser mit Salz und dem Ingwer-
stück in einem großen Topf zum Kochen bringen
und die Spaghetti oder Makkaroni darin etwa 10
Minuten bißfest kochen. • Die Teigwaren in ein
Sieb schütten, kalt abschrecken, dann mit heißem Wasser überbrausen und abtropfen lassen.
Die Spaghetti in einer vorgewärmten Schüssel
anrichten. Die Sauce mit Salz, dem Ingwerpulver
und dem Zucker abschmecken, das Lorbeerblatt
und die Pimentkörner entfernen. Die Fleisch-
sauce zu den Nudeln servieren.

Abwandlung für die übrige Familie: Die Teigwaren nach dem Abbrausen in etwas Butter schwen-
ken und bei Tisch geriebenen Parmesankäse dazu
reichen.

Das paßt dazu: Kopfsalat mit Orangensauce
(Rezept Seite 40).

Mein Tip Wenn der Patient die Champignons nicht verträgt, kann man sie auch
weglassen und die Sauce mit etwas Pilzpul-
ver abschmecken oder bei der Zubereitung getrocknete Pilze hinzufügen.

Spinatnudeln
Bild Seite 10

Es empfiehlt sich, von den schmackhaften
Nudeln gleich eine größere Menge herzustellen.
Nach dem Schneiden läßt man sie an der Luft
trocknen. Gut verschlossen halten sie sich dann
etwa 1 Woche.

Zutaten für 5–6 Portionen:
400 g frischer Spinat · 670 g Weizenvollkornmehl ·
180 g Eier (3 mittelgroße) · 5 g Kräutersalz
(1 gestrichener Teel.) · 2½–3 l Wasser · einige
Tropfen Diätöl

Nährwert bei 6 Portionen pro Portion etwa:
1760 kJ/420 kcal
19 g Eiweiß · 6 g Fett · 70 g Kohlenhydrate ·
11 g Ballaststoffe

● Vorbereitungszeit einschließlich Ruhezeit:
  etwa 2 Stunden und 20 Minuten
● Garzeit: etwa 10 Minuten

So wird's gemacht: Den Spinat verlesen, kalt waschen, gut abtropfen lassen und auf ein Gemüse-
sieb geben. In einem großen Topf Wasser zum
Kochen bringen. Das Sieb mit dem Spinat in den
Topf hängen und den Deckel auflegen. • Den
Spinat etwa 3 Minuten im Dampf garen; danach
pürieren oder sehr fein hacken und in eine mittelgroße Schüssel geben. Das Vollkornweizenmehl
mit den Eiern, dem Kräutersalz und dem Spinat-
püree gründlich zu einem Teig verkneten. Den
Teig zugedeckt kühl stellen und 1 Stunde ruhen
lassen. • Den grünen Nudelteig dünn ausrollen
und nochmals 30 Minuten ruhen lassen. • Den
ausgerollten Teig in etwa ½ cm breite Streifen
schneiden. • Das Wasser in einem großen Topf
zum Kochen bringen. Die Nudeln mit dem Öl in
das sprudelnd kochende Wasser geben und etwa
10 Minuten bei mittlerer Hitze kochen lassen. •
Die Nudeln auf ein großes Sieb schütten, abtropfen lassen und in einer vorgewärmten Schüssel
anrichten.

Das paßt dazu: Tomatensauce (Rezept Seite 37)
und geriebener Parmesankäse (für die Diätportion 10 g Käse = 1 gestrichener Eßlöffel).

Eintöpfe und Aufläufe

Bunter Gemüsetopf

Bild 2. Umschlagseite

Zutaten für 4 Portionen:
500 g Möhren · 200 g rote Bete (2 mittelgroße) ·
2 l Wasser oder fettarme Fleischbrühe · Salz ·
2 Lorbeerblätter · 5 Pimentkörner · 5 weiße Pfef-
ferkörner · 400 g Porree/Lauch (2 große Stan-
gen) · 400 g Kartoffeln (8 mittelgroße) · 200 g Ta-
tar · 200 g körniger Frischkäse mit 20% Fett i. Tr.
(1 Becher), zum Beispiel Hüttenkäse · 40 g Sem-
melbrösel (4 gestrichene Eßl.) · 2 Eßl. Wasser ·
Piment- und Zwiebelpulver · 250 g Tomaten
(4 mittelgroße) · 10 g Petersilie, frisch feingehackt
(2 gehäufte Eßl.) · 1 Prise Zucker · 2 gehäufte
Eßl. Hefeflocken

Nährwert pro Portion etwa: 1500 kJ/360 kcal
28 g Eiweiß · 6 g Fett · 47 g Kohlenhydrate ·
10 g Ballaststoffe

● Vorbereitungszeit: etwa 40 Minuten
● Garzeit: etwa 45 Minuten

So wird's gemacht: Die Möhren putzen, die roten
Beten schälen und kalt waschen, dann in Würfel
oder Stifte schneiden. ● Das Wasser mit Salz
oder die Fleischbrühe mit den Lorbeerblättern
und den Gewürzkörnern in einem großen Topf
zum Kochen bringen. Die Möhren- und Rote-
Bete-Stücke in die kochende Flüssigkeit geben
und zugedeckt bei schwacher Hitze etwa 15 Minuten kochen lassen. ● Die Porreestangen putzen, dabei das harte Grün abschneiden. Die
Stangen der Länge nach halbieren, gründlich kalt
waschen, in feine Streifen schneiden und zum
kochenden Gemüse geben. Alles zugedeckt weitere 10 Minuten kochen lassen. ● Die Kartoffeln
schälen, waschen und würfeln. ● Aus dem Tatar, dem Frischkäse, den Semmelbröseln, dem
Wasser, Salz, Piment- und Zwiebelpulver in einer großen Schüssel einen Fleischteig kneten und
8 Bällchen daraus formen. Die Kartoffelwürfel
und die Fleischbällchen zum kochenden Gemüse
geben und alles zugedeckt bei schwacher Hitze
noch etwa 15 Minuten ziehen lassen. ● Die Tomaten kreuzweise einritzen, mit kochendheißem
Wasser überbrühen, häuten, vom Stielansatz und
von den Kernen befreien, dann in kleine Stücke
schneiden. Die Tomatenstücke in den Eintopf
geben und zugedeckt etwa 5 Minuten ziehen lassen. ● Vor dem Servieren die Lorbeerblätter
und die Gewürzkörner entfernen und die Petersilie in den Eintopf geben. Mit Salz, dem Zucker
und den Hefeflocken abschmecken.

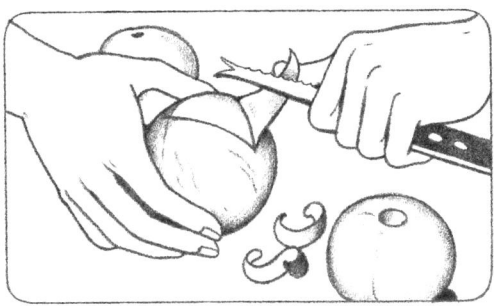

Das Enthäuten von Tomaten: Nach dem Überbrühen
platzt die Haut etwas ab und läßt sich leicht abziehen.

Abwandlung für die übrige Familie: Zusätzlich
etwas Butter unter den Eintopf mischen und mit
frisch gemahlenem weißem Pfeffer würzen.

Das paßt als Dessert: Karamelflammeri (Rezept
Seite 65).

> **Mein Tip** Hefeflocken und Hefe-
> extrakt (Reformhaus) sind sehr vitamin-
> und mineralstoffreich. Sie sollten daher so
> oft wie möglich die Gerichte (Suppen,
> Saucen, Eintöpfe und so weiter) damit an-
> reichern und abschmecken.

Möhren-Kohlrabi-Eintopf

Zutaten für 4 Portionen:
500 g Kohlrabi · 500 g Kartoffeln · 500 g Möhren ·
1½ l Wasser · Salz · 1 Lorbeerblatt · 5 Pimentkör-
ner · 400 g Tatar · 120 g Eier (2 mittelgroße) ·
60 g Semmelbrösel (6 gestrichene Eßl.) · 2 Eßl.
Wasser · 1 große Prise Zucker · 10 g Petersilie,
frisch feingehackt (2 gehäufte Eßl.)

Nährwert pro Portion etwa: 1700 kJ/400 kcal
33 g Eiweiß · 8 g Fett · 50 g Kohlenhydrate ·
8 g Ballaststoffe

● Vorbereitungszeit: etwa 50 Minuten
● Garzeit: etwa 25 Minuten

So wird's gemacht: Die Kohlrabi und die Kartoffeln schälen, die Möhren putzen. Alles waschen
und in Würfel oder Stifte schneiden. ● Das Wasser mit Salz, dem Lorbeerblatt und den Pimentkörnern in einem großen Topf zum Kochen bringen. Die Gemüse- und Kartoffelstücke in das
kochende Salzwasser schütten und zugedeckt
etwa 10 Minuten bei schwacher Hitze kochen
lassen. ● Aus dem Tatar, den Eiern, den Semmelbröseln, dem Wasser und Salz in einer mittelgroßen Schüssel einen Fleischteig kneten und 12
Klößchen daraus formen. Die Fleischklößchen
ins kochende Gemüse geben. Alles zugedeckt
weitere 15 Minuten garen. ● Den Eintopf mit
Salz und dem Zucker abschmecken. Zuletzt mit
der Petersilie bestreuen. Vor dem Servieren das
Lorbeerblatt und die Pimentkörner entfernen.

Abwandlung für die übrige Familie: Zusätzlich
etwas Butter unter den Eintopf mischen und mit
frisch gemahlenem weißem Pfeffer würzen.

Das paßt als Dessert: Obstsalat (Rezept Seite
68).

Blumenkohlauflauf

Zutaten für 4 Portionen:
¾ l Wasser · Salz · 1 Schuß fettarme Milch mit
1,5% Fett · 800 g Blumenkohl (1 großer Kopf) ·
1 Lorbeerblatt · 2 Pimentkörner · 250 g Hähn-
chenfleisch ohne Haut (2 Schnitzel) · 10 g Diät-
margarine oder Butter (1 gestrichener Eßl.) ·
10 g Mehl (1 gestrichener Eßl.) · 300 ccm heiße
Flüssigkeit (halb Blumenkohlkochwasser, halb
Fleischbrühe) · 1 Prise Zucker · 5 g Zitronensaft
(1 Teel.) · 60 g Ei (1 mittelgroßes)
Für die Form: 5 g Diätöl (1 Teel.)

Nährwert pro Portion etwa: 750 kJ/180 kcal
21 g Eiweiß · 6 g Fett · 11 g Kohlenhydrate ·
4 g Ballaststoffe

● Vorbereitungszeit: etwa 1¼ Stunden
● Backzeit: etwa 10 Minuten

So wird's gemacht: Das Wasser mit Salz und der
Milch in einem mittelgroßen Topf zum Kochen
bringen. Den Blumenkohl putzen, kalt waschen
und halbieren, ins kochende Wasser legen und
zugedeckt etwa 20 Minuten bei schwacher Hitze
garen. ● In einem kleinen Topf ¼ l Salzwasser
mit dem Lorbeerblatt und den Pimentkörnern
zum Kochen bringen. Die Hähnchenschnitzel
kalt abspülen, ins kochende Salzwasser geben
und zugedeckt bei schwacher Hitze etwa 30 Minuten kochen lassen. ● Den Backofen auf 200°
vorheizen. Eine Auflaufform einölen. ● Den
Blumenkohl aus dem Kochwasser heben, in einem Sieb abtropfen lassen, dann in die Form
legen. Das Hähnchenfleisch aus der Brühe nehmen, in kleine Würfel schneiden und über dem
Blumenkohl verteilen. ● Das Fett in einem kleinen Topf zerlaufen lassen, das Mehl darin kurz
anschwitzen und mit dem Blumenkohlwasser und
der Hühnerbrühe aufgießen. Das Ei in Eigelb
und Eiweiß trennen. Die Sauce mit Salz, dem
Zucker und dem Zitronensaft abschmecken und

mit dem Eigelb legieren. • Das Eiweiß zu steifem Schnee schlagen und unter die Sauce heben. Fleisch und Blumenkohl damit übergießen. Den Auflauf in den Backofen (Mitte) schieben und zugedeckt etwa 10 Minuten backen.

Abwandlung für die übrige Familie: Zusätzlich geriebenen Käse über den Auflauf streuen.

Das paßt dazu: Salzkartoffeln (siehe Seite 23) oder Kartoffelpüree (siehe Seite 23). Als Dessert Quarkklöße mit Rhabarbersauce (Rezepte Seite 66 und 67).

Hirseauflauf mit Tatarfüllung

Bild Seite 9

Zutaten für 4 Portionen:
1¼ l fettarme Fleischbrühe oder Wasser · Salz ·
1 Lorbeerblatt · 5 Pimentkörner · 5 weiße Pfefferkörner · 250 g Hirse, geschält · 250 g Möhren ·
100 g Knollensellerie · 150 g Porree/Lauch
Für die Form: 5 g Diätöl (1 Teel.)
Für die Füllung: 400 g Tatar · 20 g Semmelbrösel (2 gestrichene Eßl.) · 4 Eßl. Wasser · 60 g Ei (1 mittelgroßes) · 50 g Zwiebel (1 mittelgroße) ·
Salz · schwarzer Pfeffer, frisch gemahlen · 50 g
Edamer Käse mit 30% Fett i. Tr., frisch gerieben

Nährwert pro Portion etwa: 2030 kJ/485 kcal 39 g Eiweiß · 9 g Fett · 58 g Kohlenhydrate · 8 g Ballaststoffe

● Vorbereitungszeit: etwa 40 Minuten
● Backzeit: etwa 25 Minuten

So wird's gemacht: Die Brühe oder das Wasser mit Salz, dem Lorbeerblatt und den Gewürzkörnern in einem großen Topf zum Kochen bringen. Die Hirse in die kochende Flüssigkeit schütten,

umrühren, zudecken und bei schwacher Hitze etwa 20 Minuten quellen lassen. • Inzwischen das Gemüse putzen. Die Möhren und die Sellerieknolle grob in eine große Schüssel raspeln. Die Porreestange längs halbieren, unter fließendem kaltem Wasser gründlich waschen und in sehr feine Streifen schneiden. Die Porreestreifen unter die Gemüseraspel mischen und alles in den heißen Hirsebrei rühren. Den Topf zudecken und die Mischung bei schwacher Hitze etwa 5 Minuten aufkochen, dann vom Herd nehmen und abkühlen lassen. Das Lorbeerblatt und die Gewürzkörner entfernen. • Eine große Auflaufform mit dem Öl ausfetten. Den Backofen auf 200° vorheizen. • Das Tatar in einer mittelgroßen Schüssel mit den Semmelbröseln, dem Wasser und dem Ei mit einer Gabel gut verarbeiten. Die Zwiebel schälen und sehr fein würfeln. Die Zwiebelwürfel zum Fleischteig geben und diesen mit wenig Salz und Pfeffer würzen. • In die Auflaufform zuerst die Hälfte der Hirse-Gemüse-Masse füllen, darauf den Fleischteig gleichmäßig verteilen und obenauf den restlichen Hirse-Gemüse-Brei streichen. Den Auflauf in den Backofen (unten) schieben und etwa 20 Minuten backen. • Dann den Käse daraufstreuen und den Auflauf nochmals 5 Minuten überbacken.

Abwandlung für die übrige Familie: Zusätzlich 3 dünne Streifen durchwachsenen Räucherspeck würfeln, in einer Pfanne mit 2 Eßlöffeln Olivenöl braun braten und auf den Auflauf verteilen.

> **Mein Tip** Sollten der Pfeffer und die Zwiebeln vom Patienten nicht vertragen werden, dann nehmen Sie statt der großen Auflaufform vier Portionsformen und lassen bei einer Portion diese Zutaten weg.

Kartoffel-Gemüse-Auflauf

Zutaten für 4 Portionen:
200 g Möhren (2 mittelgroße) · 200 g Porree/
Lauch (2 mittelgroße Stangen) · 500 g Kartoffeln ·
½ l Wasser · Salz · 6 Pimentkörner · 6 schwarze
Pfefferkörner · 1 Lorbeerblatt · 240 g Eier
(4 mittelgroße) · Muskatnuß, frisch gerieben ·
5 g Schnittlauch, frisch feingeschnitten
(1 gehäufter Eßl.)
Für die Form: 5 g Diätöl (1 Teel.)

Nährwert pro Portion etwa: 910 kJ/220 kcal
11 g Eiweiß · 8 g Fett · 26 g Kohlenhydrate ·
17 g Ballaststoffe

● Vorbereitungszeit: etwa 40 Minuten
● Backzeit: etwa 25 Minuten

So wird's gemacht: Die Möhren putzen, kalt waschen und in kleine Würfel schneiden. Den Porree putzen, längs halbieren, unter fließendem kaltem Wasser gründlich waschen, anschließend in feine Streifen schneiden. Die Kartoffeln schälen, kalt waschen und in große Würfel schneiden. ● Das Wasser mit Salz, den Gewürzkörnern und dem Lorbeerblatt in einem großen Topf zum Kochen bringen. Die Kartoffelwürfel und das Gemüse ins kochende Wasser geben und zugedeckt bei mittlerer Hitze etwa 15 Minuten garen. ● Den Backofen auf 225° vorheizen. Eine feuerfeste Form einölen. Die Gewürzkörner und das Lorbeerblatt entfernen und die Kartoffel-Gemüse-Mischung in die Auflaufform füllen. ● Die Eier mit Salz, dem Muskat und dem Schnittlauch verquirlen und über das Gemüse gießen. Den Auflauf zugedeckt in den Backofen (unten) schieben und etwa 25 Minuten backen.

Abwandlung für die übrige Familie: Zusätzlich 3 Streifen Räucherspeck würfeln, ausbraten, mit 3 Eßlöffeln Sahne ablöschen und über den Auflauf geben.

Reis-Apfel-Auflauf

Zutaten für 4 Portionen:
100 g Milch- oder Rundkornreis · 1½ l Wasser ·
1 Prise Salz · ¼ l fettarme Milch mit 1,5% Fett ·
½ Vanilleschote · 20 g Vanillepuddingpulver
(2 gehäufte Eßl.) · 45 g Zucker (3 gestrichene
Eßl.) · 500 g Äpfel, am besten Boskop · ¼ l Wasser · 80 g Eiweiß (von 2 großen Eiern)
Für die Form: 5 g Diätöl (1 Teel.)

Nährwert pro Portion etwa: 910 kJ/220 kcal
7 g Eiweiß · 3 g Fett · 44 g Kohlenhydrate ·
3 g Ballaststoffe

● Vorbereitungszeit: etwa 50 Minuten
● Backzeit: etwa 25 Minuten

So wird's gemacht: Den Reis in einem Sieb kalt abbrausen und abtropfen lassen. Das Wasser mit dem Salz in einem mittelgroßen Topf zum Kochen bringen und den Reis darin in etwa 15 Minuten körnig kochen. Dann in einem Sieb abtropfen lassen. ● Von der Milch 2 Eßlöffel abnehmen. Die übrige Milch in einem mittelgroßen Topf zum Kochen bringen. Die Vanilleschote aufschneiden, das Mark herauskratzen und in die Milch geben. Das Puddingpulver mit dem Zucker und 2 Eßlöffeln Milch glattrühren, mit dem Schneebesen in die kochende Milch rühren und 2 Minuten kochen lassen. ● Den Reis und den Pudding im Reistopf miteinander vermischen. ● Die Äpfel schälen, vierteln, vom Kerngehäuse befreien und in feine Blättchen schneiden. In einem flachen Topf ¼ l Wasser mit der ausgekratzten Vanilleschote aufkochen und die Apfelblättchen darin etwa 5 Minuten zugedeckt dünsten. Dann in ein Sieb schütten (die Flüssigkeit auffangen, man kann sie trinken). ● Die Eiweiße zu steifem Schnee schlagen und unter den Vanillereis heben. Eine Auflaufform ölen. Den Backofen auf 200° vorheizen. ● Die Hälfte der Reismasse in die Auflaufform füllen, die Apfelblättchen darauf verteilen und den restlichen Reis darüberstreichen. Den Auflauf in den Backofen (Mitte) schieben und zugedeckt etwa 25 Minuten backen.

Abwandlung für die übrige Familie: Zusätzlich 2 Eigelbe mit 1 gehäuften Eßlöffel Puderzucker und 1 Eßlöffel Zitronensaft verrühren. Die Portion für den Patienten aus der Form nehmen und warm stellen. Den restlichen Auflauf mit der Eigelbmasse bestreichen und nochmals für 10 Minuten ohne Deckel in den Ofen schieben.

Das paßt davor: Möhrencremesuppe (Rezept Seite 35).

Birnenauflauf

Zutaten für 4 Portionen:
160 g Brötchen (4 Stück) · 230 g Birnen aus der Dose · 40 g Zitronensaft (4 Eßl.) · ⅛ l Wasser · 120 g Eier (2 mittelgroße) · 30 g Zucker (2 gestrichene Eßl.) · 2 Eßl. heißes Wasser
Für die Form: 5 g Diätöl (1 Teel.)
Für die Vanillesauce: ¼ l fettarme Milch mit 1,5% Fett · ¼ l Magermilch · 16 g Vanillesaucenpulver (1 Päckchen) · 30 g Zucker (2 gestrichene Eßl.)

Nährwert pro Portion etwa: 1315 kJ/310 kcal
10 g Eiweiß · 5 g Fett · 58 g Kohlenhydrate · 2 g Ballaststoffe

● Vorbereitungszeit: etwa 40 Minuten
● Backzeit: etwa 45 Minuten

So wird's gemacht: Die Brötchen in kleine Stücke schneiden. Die Birnen in einem Sieb abtropfen lassen und den Saft auffangen. Den Birnensaft in einer großen Schüssel mit dem Zitronensaft und dem Wasser verrühren und die Brötchenstücke darin etwa 15 Minuten einweichen. ● Die Eier in Eiweiße und Eigelbe trennen. Die Eigelbe mit

dem Zucker und dem heißen Wasser in einer kleinen Schüssel schaumig rühren und unter die Brötchenmasse mischen. Die Eiweiße zu steifem Schnee schlagen und ebenfalls unterheben. ● Den Backofen auf 225° vorheizen. Eine Auflaufform mit dem Öl ausfetten. ● Dann schichtweise erst die Brötchenmasse, dann die Birnen und wieder Brötchenmasse in die Form füllen. Den Auflauf in den Backofen (Mitte) schieben und zugedeckt etwa 45 Minuten backen. ● Von der Milch 2 Eßlöffel abnehmen. Die übrige Milch in einem mittelgroßen Topf zum Kochen bringen. Das Saucenpulver mit dem Zucker und der abgenommenen Milch anrühren, mit dem Schneebesen in die kochende Milch rühren und 2 Minuten kochen lassen. ● Den Auflauf auf flache Teller verteilen und die Vanillesauce heiß oder kalt darübergießen.

Abwandlung für die übrige Familie: Zusätzlich Butterflöckchen auf den heißen Auflauf setzen oder die Vanillesauce mit etwas Schlagsahne verrühren.

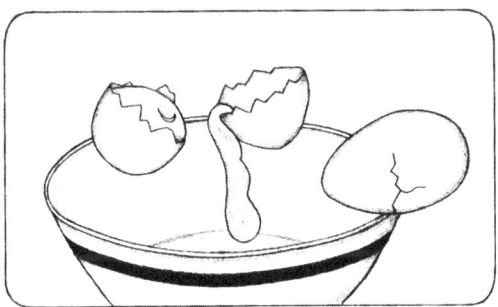

Wenn Eischnee wirklich steif werden soll, muß man die Eier sehr sorgfältig trennen, damit nicht die geringste Menge Eigelb ins Eiweiß gerät.

Desserts und Gebäck

Hirse mit Früchten

Bild nebenstehend

Hirse ist das mineralstoffreichste Getreide; sie enthält vor allem Kieselsäure und Magnesium. Aber auch ihr wertvolles Lezithin und hochwertiges Eiweiß machen sie für die Ernährung sehr wichtig. Hirse ist leicht verdaulich. Die Wasseraufnahmefähigkeit und die erforderliche Garzeit können allerdings etwas unterschiedlich sein. Das müssen Sie ausprobieren.

Zutaten für 4 Portionen:
½ l Wasser · 300 g Hirse · 30 g Rosinen (2 gehäufte Eßl.) · 400 g Bananen (2 große) · 250 g Erdbeeren · 300 g fettarmer Joghurt mit 1,5% Fett (2 Becher) · 40 g Honig (2 gestrichene Eßl.) · 10 g Zitronensaft (1 Eßl.)
Zum Garnieren: 5 g feingehackte Pistazien (1 gehäufter Teel.)

Nährwert pro Portion etwa: 2035 kJ/490 kcal 15 g Eiweiß · 6 g Fett · 98 g Kohlenhydrate · 10 g Ballaststoffe

● Vorbereitungszeit: etwa 20 Minuten
● Gar- und Quellzeit: etwa 30 Minuten

So wird's gemacht: Das Wasser in einem mittelgroßen Topf zum Kochen bringen. Die Hirse unter Rühren hineinschütten, zudecken und bei schwacher Hitze etwa 10 Minuten köcheln lassen. • In der Zwischenzeit die Rosinen in einem Sieb mit heißem Wasser abspülen und abtropfen lassen. Die Rosinen in die heiße Hirse rühren. Den Herd abschalten und den Hirsebrei noch etwa 20 Minuten auf der heißen Herdplatte quellen lassen; anschließend etwa 15 Minuten abkühlen lassen. • Inzwischen die Bananen schälen und in feine Blättchen schneiden. Die Erdbeeren kalt waschen, entstielen, halbieren und mit den Bananenscheibchen in eine mittelgroße Schüssel geben. Die Hirse mit den Rosinen vorsichtig darunterheben. • Den Joghurt mit dem Honig und dem Zitronensaft in einer kleinen Schüssel glattrühren und über die Hirse-Frucht-Mischung gießen. Mit den gehackten Pistazien bestreuen.

Variante: Statt der Bananen und Erdbeeren können Sie auch anderes Obst, der Jahreszeit entsprechend (Pfirsiche, Orangen, Kiwis, Himbeeren) verwenden; natürlich muß es vom Patienten vertragen werden.

Mein Tip Sollte der Honig zu fest sein, kann man ihn in einem kleinen Gefäß ins heiße Wasserbad stellen, dann wird er flüssig.

In früheren Zeiten kam Hirse häufig auf den Tisch, dann verschwand sie weitgehend von unserem Speisezettel, um heute wiederentdeckt und geschätzt zu werden. Man kann sie pikant oder süß zubereiten, etwa als nahrhaftes und wertstoffreiches Dessert mit Früchten. Rezept auf dieser Seite.

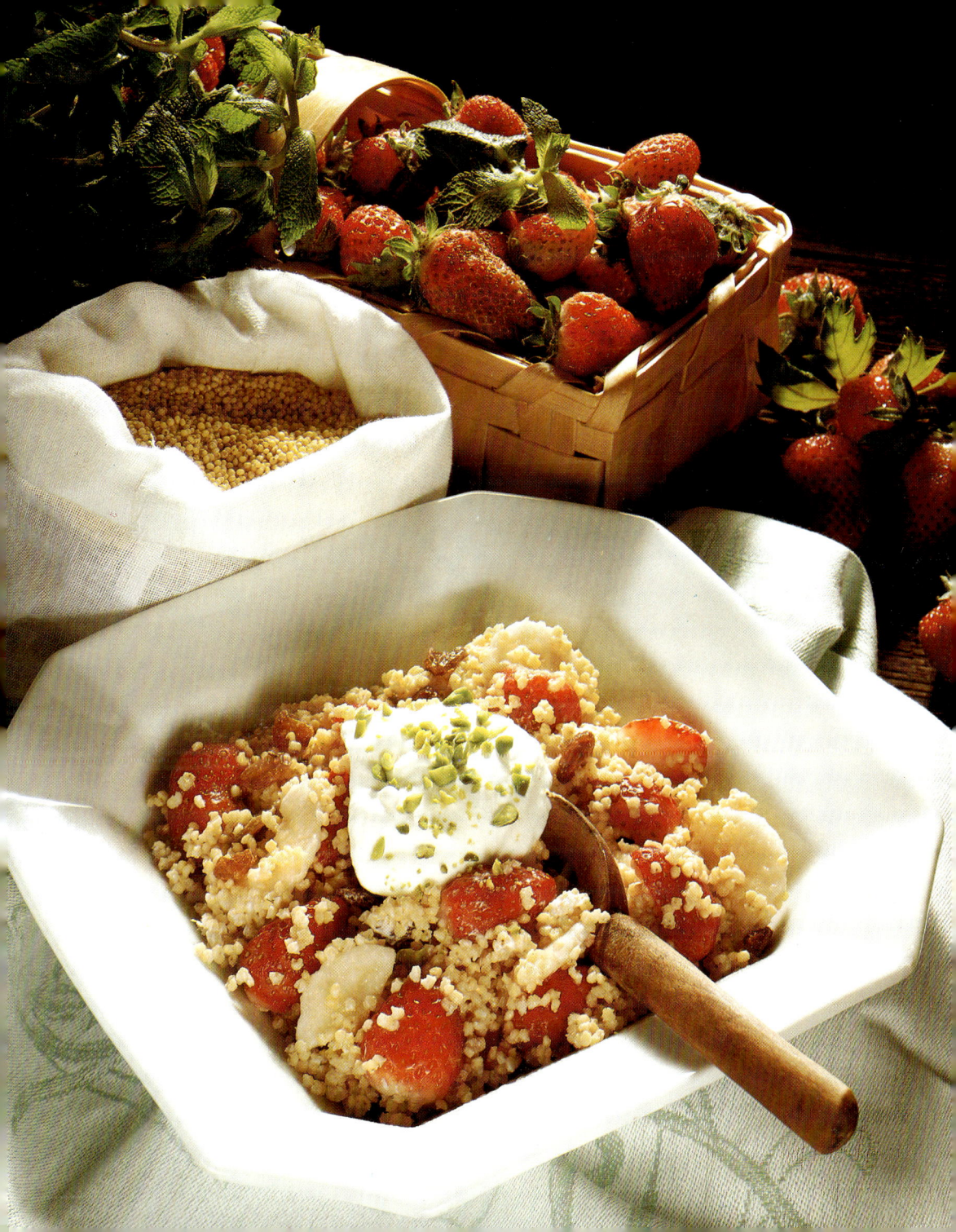

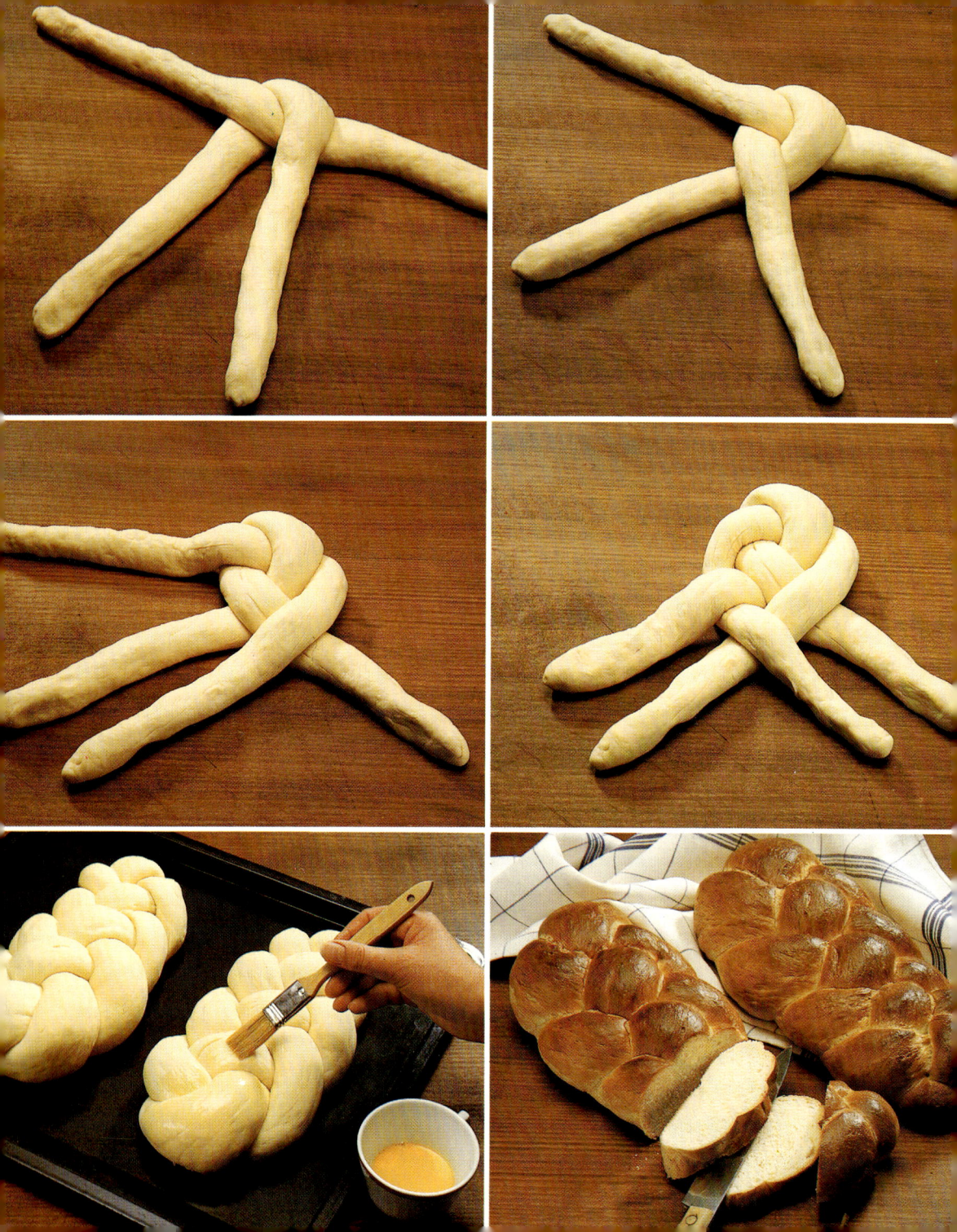

Karamelflammeri

Zutaten für 4 Portionen:
½ l fettarme Milch mit 1,5% Fett · 60 g Zucker
(4 gestrichene Eßl.) · 43 g Vanillepuddingpulver
(1 Päckchen)

Nährwert pro Portion etwa: 645 kJ/155 kcal
5 g Eiweiß · 2 g Fett · 30 g Kohlenhydrate ·
0 g Ballaststoffe

● Zubereitungszeit: etwa 20 Minuten
● Kühlzeit: etwa 1 Stunde

So wird's gemacht: Von der Milch 5 Eßlöffel zum
Anrühren des Puddingpulvers abnehmen. 3 Eßlöffel Zucker in einem mittelgroßen Topf hell
bräunen. ● Die restliche Milch auf den gebräun-
ten Zucker gießen und unter Rühren zum Kochen bringen. Das Puddingpulver mit der abgenommenen Milch und 1 Eßlöffel Zucker verrühren und unter Rühren mit einem Schneebesen in
die kochende Milch einlaufen lassen. Die Mischung etwa 2 Minuten kochen lassen und auf
Dessertschälchen verteilen. ● Den Karamelflammeri abkühlen lassen, aber nicht eiskalt servieren.

Abwandlung für die übrige Familie: Zusätzlich
auf jede Portion Schlagsahnetupfen setzen oder
die Flammeris mit Krokant bestreuen.

◁ So wird das Schweizer Zopfbrot hergestellt (von links
nach rechts): Zwei Teigstränge verschlingen, den lin-
ken Strang unten über den rechten legen, von rechts
einen Zopf zu flechten beginnen, die Stränge dreimal
kreuzen, das Zopfbrot mit Eigelb bestreichen, das
braungebackene Zopfbrot anschneiden. Rezept Seite
69. Man kann auch 2 kleine Zöpfe formen, einen nach
dem Backen erkaltet einfrieren und bei Bedarf in
10 Minuten bei 200° aufbacken.

Ananasgelee

Zutaten für 4 Portionen:
315 g Ananasraspel aus der Dose · 6 Eßl. Wasser ·
20 g Zitronensaft (2 Eßl.) · 6 g gemahlene weiße
Gelatine (2 gehäufte Teel.) oder 3 Blatt weiße
Gelatine

Nährwert pro Portion etwa: 320 kJ/75 kcal
1 g Eiweiß · 0 g Fett · 19 g Kohlenhydrate ·
1 g Ballaststoffe

● Zubereitungszeit: etwa 10 Minuten
● Kühlzeit: etwa 1 Stunde

So wird's gemacht: Die Ananasraspel mit dem
Wasser und dem Zitronensaft in einer mittelgroßen Schüssel verrühren. ● Die Gelatine nach
Vorschrift auflösen, dann unter das Fruchtpüree
mischen. Die Speise in Dessertschälchen füllen
und im Kühlschrank erstarren lassen. Das Dessert nicht eiskalt servieren!

Heißer Vanilleschaum

Zutaten für 4 Portionen:
¼ l fettarme Milch mit 1,5% Fett · 15 g Zucker
(1 gestrichener Eßl.) · 8 g Vanillinzucker (1 Päck-
chen) · ½ Vanilleschote · 1 Prise Salz · 16 g Vanil-
lesaucenpulver (1 Päckchen) · 40 g Eiweiß (von
1 großen Ei)

Nährwert pro Portion etwa: 275 kJ/65 kcal
3 g Eiweiß · 1 g Fett · 12 g Kohlenhydrate ·
0 g Ballaststoffe

● Zubereitungszeit: etwa 20 Minuten

So wird's gemacht: Von der Milch 4 Eßlöffel zum
Anrühren abnehmen. Die restliche Milch mit
dem Zucker, dem Vanillinzucker, der längs
halbierten Vanilleschote und dem Salz in einem

mittelgroßen Topf zum Kochen bringen. Das Saucenpulver mit der abgenommenen Milch glattrühren, unter Rühren mit dem Schneebesen in die kochende Milch einlaufen und 1 Minute kochen lassen. • Das Eiweiß steif schlagen. Die Sauce vom Herd nehmen und den Eischnee unterheben. Die Vanilleschote entfernen. Die Masse schaumig schlagen, auf Schälchen verteilen und sofort servieren.

Abwandlung für die übrige Familie: Sie können das übrigbleibende Eigelb zusätzlich unter den Vanilleschaum mischen, nachdem die Diätportion abgenommen wurde; dann die Masse für die Familie nochmals schaumig schlagen.

Pfirsich mit Zimtsauce

Zutaten für 4 Portionen:
320 g Pfirsiche aus der Dose (4 große Pfirsichhälften)
Für die Zimtsauce: ¼ l fettarme Milch mit 1,5% Fett · ¼ l Magermilch · 1 kleines Stück Zimtstange · 16 g Vanillesaucenpulver (1 Päckchen) · 30 g Zucker (2 gestrichene Eßl.) · Zimtpulver

Nährwert pro Portion etwa: 660 kJ/155 kcal
5 g Eiweiß · 1 g Fett · 33 g Kohlenhydrate · 1 g Ballaststoffe

● Zubereitungszeit: etwa 15 Minuten

So wird's gemacht: Die Pfirsiche in einem Sieb abtropfen lassen (den Saft anderweitig verwenden) und auf Dessertteller verteilen. • Von der Milch 3 Eßlöffel abnehmen. Die restliche Milch mit der Zimtstange in einem mittelgroßen Topf zum Kochen bringen. Das Saucenpulver mit der abgenommenen Milch und dem Zucker anrühren und mit dem Schneebesen in die kochende Milch rühren. 1 Minute kochen lassen. • Die Sauce mit Zimtpulver abschmecken. Die Zimtstange

entfernen. Die Sauce heiß oder kalt über die Pfirsiche gießen.

Abwandlung für die übrige Familie: Zusätzlich etwas Schlagsahne unter die etwas abgekühlte Zimtsauce rühren.

> **Mein Tip** Wenn es frische Pfirsiche zu kaufen gibt, sollten Sie 2 große reife Früchte mit kochendheißem Wasser überbrühen, häuten, halbieren und wie oben verwenden. Das Dessert schmeckt dann noch besser als mit Dosenfrüchten.

Quarkklöße

Zutaten für 4 Portionen:
60 g Ei (1 mittelgroßes) · 250 g magerer Speisequark · 50 g Mehl (5 gestrichene Eßl.) · 30 g Zucker (2 gestrichene Eßl.) · Salz · 2 l Wasser

Nährwert pro Portion etwa: 565 kJ/135 kcal
11 g Eiweiß · 2 g Fett · 20 g Kohlenhydrate · 0 g Ballaststoffe

● Vorbereitungszeit: etwa 30 Minuten
● Garzeit: etwa 15 Minuten

So wird's gemacht: Das Ei in Eigelb und Eiweiß trennen. Den Quark mit dem Eigelb, dem Mehl, dem Zucker und 1 Prise Salz in einer mittelgroßen Schüssel glattrühren. • Das Wasser mit Salz in einem großen Topf zum Kochen bringen. • Das Eiweiß steif schlagen und unter die Masse heben. Mit zwei Eßlöffeln etwa 12 Klöße abstechen und nacheinander in das kochende Wasser gleiten lassen. Die Klöße etwa 15 Minuten zugedeckt bei schwacher Hitze ziehen lassen. • Die

Quarkklöße mit einer Schaumkelle aus dem Wasser heben, abtropfen lassen und auf Dessertteller anrichten.

Das paßt dazu: Rhabarbersauce (Rezept unten).

Rhabarbersauce

Zutaten für 4 Portionen:
250 g Rhabarber · ½ l Wasser · 45 g Zucker (3 gestrichene Eßl.) · 8 g Vanillinzucker (1 Päckchen) · 16 g Vanillesaucenpulver (1 Päckchen) · 3 Eßl. Wasser

Nährwert pro Portion etwa: 330 kJ/80 kcal
1 g Eiweiß · 0 g Fett · 19 g Kohlenhydrate · 1 g Ballaststoffe

● Zubereitungszeit: etwa 20 Minuten

So wird's gemacht: Den Rhabarber putzen, kalt waschen und kleinschneiden. Das Wasser in einem mittelgroßen Topf zum Kochen bringen. Die Rhabarberstücke mit dem Zucker und dem Vanillinzucker ins kochende Wasser schütten und zugedeckt etwa 5 Minuten bei schwacher Hitze garen. ● Das Saucenpulver mit 3 Eßlöffeln Wasser glattrühren und den Rhabarber damit binden. Die Sauce noch etwa 2 Minuten bei schwacher Hitze kochen lassen, dann durch ein Sieb streichen. Warm oder kalt servieren.

Erdbeercreme

Zutaten für 4 Portionen:
300 g frische Erdbeeren oder 1 Päckchen tiefgefrorene Erdbeeren, ungezuckert · ¼ l Wasser oder Saft von den aufgetauten Erdbeeren und Wasser · 30 g Zucker (2 gestrichene Eßl.) · 16 g Vanillesaucenpulver (1 Päckchen) · 3 Eßl. Wasser · einige Tropfen Zitronensaft

Nährwert pro Portion etwa: 300 kJ/70 kcal
1 g Eiweiß · 1 g Fett · 17 g Kohlenhydrate · 2 g Ballaststoffe

● Zubereitungszeit: etwa 25 Minuten
● Kühlzeit: etwa 30 Minuten

So wird's gemacht: Die Erdbeeren kalt waschen und entstielen beziehungsweise auftauen lassen. Mit dem Wasser oder Saft und Wasser gemischt im Mixer pürieren. ● Die Masse in einem mittelgroßen Topf mit dem Zucker zum Kochen bringen. Das Saucenpulver mit 3 Eßlöffeln Wasser glattrühren und die Erdbeeren unter Rühren damit binden. 2 Minuten zugedeckt bei schwacher Hitze kochen lassen. Die Creme mit Zitronensaft abschmecken, auf Schälchen verteilen und abkühlen lassen.

Abwandlung für die übrige Familie: Die Portionen mit Schlagsahne garnieren.

Orangen-Joghurt-Creme

Zutaten für 4 Portionen:
300 g Joghurt aus Magermilch (2 Becher) · 150 g Orangensaft (von 2 saftigen Orangen) · etwas abgeriebene Orangenschale (Schale unbehandelt) · 30 g Zucker (2 gestrichene Eßl.) · 8 g Vanillinzucker (1 Päckchen) · 4 g gemahlene weiße Gelatine (2 gestrichene Teel.) oder 2 Blatt weiße Gelatine

Nährwert pro Portion etwa: 355 kJ/85 kcal
4 g Eiweiß · 0 g Fett · 18 g Kohlenhydrate · 0 g Ballaststoffe

● Zubereitungszeit: etwa 10 Minuten
● Kühlzeit: etwa 1 Stunde

So wird's gemacht: Den Joghurt mit dem Orangensaft, der Orangenschale, dem Zucker und dem Vanillinzucker glattrühren. ● Die Gelatine nach Vorschrift auflösen und unter die Joghurtmasse mischen. Die Mischung in Schälchen füllen und im Kühlschrank erstarren lassen. Das Dessert nicht eiskalt servieren!

Obstsalat

Zutaten für 4 Portionen:
150 g Sauerkirschen · 200 g Orangen (2 mittelgroße) · 200 g Banane (1 große) · 150 g mürber Apfel (1 großer), zum Beispiel Boskop · 15 g Zucker (1 gestrichener Eßl.) · 5 g Zitronensaft (1 Teel.)

Nährwert pro Portion etwa: 565 kJ/135 kcal
2 g Eiweiß · 1 g Fett · 31 g Kohlenhydrate ·
3 g Ballaststoffe

- Zubereitungszeit: etwa 25 Minuten
- Zeit zum Durchziehen: etwa 25 Minuten

So wird's gemacht: Die Kirschen kalt waschen, in ein Sieb schütten, abtropfen lassen und entsteinen. Anschließend in eine mittelgroße Schüssel geben. Die Orangen schälen und filetieren. Die Banane schälen und in feine Blättchen schneiden. Die Bananenscheibchen mit den Orangenfilets unter die Kirschen mengen. • Den Apfel schälen, vierteln, vom Kerngehäuse befreien und in dünne Scheibchen schneiden. Die Apfelblättchen mit dem Zucker und dem Zitronensaft unter das andere Obst mischen. Den Obstsalat zugedeckt etwa 25 Minuten durchziehen lassen.

Abwandlung für die übrige Familie: Zusätzlich etwas Kirschwasser und gehackte Walnüsse unter den Obstsalat mischen und jede Portion mit einem großen Schlagsahnetupfen garnieren.

Apfelkuchen

Zutaten für 1 Backblech:
Für den Teig: 150 g magerer Speisequark · 2 Eßl. Wasser · 30 g Diätöl (3 Eßl.) · 40 g Honig (2 gestrichene Eßl.) · 60 g Ei (1 mittelgroßes) · 1 Prise Salz · 1 Vanilleschote · 300 g Weizenvollkornmehl · 15 g Backpulver (1 Päckchen)
Für den Belag: 1½ kg säuerliche Äpfel, zum Beispiel Boskop · 40 g Zitronensaft (4 Eßl.) · 100 g Rosinen, ungeschwefelt
Für das Backblech: 5 g Diätöl (1 Teel.) · 20 g Semmelbrösel (2 gestrichene Eßl.)
Zum Bestreuen: eventuell etwas Puderzucker

Nährwert bei 20 Stücken pro Stück etwa:
600 kJ/145 kcal
4 g Eiweiß · 3 g Fett · 26 g Kohlenhydrate ·
3 g Ballaststoffe (ohne Puderzucker)

- Vorbereitungszeit einschließlich Ruhezeit: etwa 1½ Stunden
- Backzeit: etwa 25 Minuten

So wird's gemacht: Den Quark mit dem Wasser, dem Öl, dem Honig, dem Ei, dem Salz und dem Mark aus der Vanilleschote in einer großen Schüssel glattrühren. • Das Mehl mit dem Backpulver mischen, zur Quarkmasse geben und alles mit der Hand zu einem geschmeidigen Teig kneten. Der Teig darf nicht kleben. Die Handflächen mit etwas Mehl bestreuen. Den Teig zu einer Kugel formen, auf einen Teller legen, mit Alufolie abdecken und im Kühlschrank etwa 1 Stunde ruhen lassen. • Inzwischen die Äpfel schälen, vierteln, entkernen und in feine Scheiben schneiden. Die Apfelscheiben in einer großen Schüssel mit dem Zitronensaft beträufeln. Die Rosinen in einem Sieb unter heißem Wasser waschen, mit Küchenkrepp trockentupfen und unter die Apfelscheiben mischen. • Den Backofen auf 200° vorheizen. • Ein Backblech mit dem Öl einfetten und mit den Semmelbröseln bestreuen. Den Teig auf dem Backblech ausrollen. Die Apfel-Rosinen-Mischung darauf verteilen. Den Kuchen in den Backofen (unten) schieben und etwa 25 Minuten backen. • Den fertigen Kuchen in Stücke schneiden und diese auf einem Kuchengitter auskühlen lassen. Nach Belieben mit Puderzucker bestreuen.

Abwandlung für die übrige Familie: Schlagsahne dazu reichen.

Schweizer Zopfbrot

Bild Seite 64

Zutaten für 1 Brot:
1 kg Mehl · 2 Päckchen Trockenhefe (je 7 g) oder 1 Würfel frische Hefe (etwa 40 g) · 150 g Diätmargarine oder Butter · 500–600 ccm fettarme Milch mit 1,5% Fett · 60 g Ei (1 mittelgroßes) · ½ Eßl. Salz
Zum Bestreichen: 20 g Eigelb (von 1 mittelgroßen Ei) · 1 Eßl. fettarme Milch

Nährwert bei 25 Scheiben pro Scheibe etwa:
845 kJ/200 kcal
6 g Eiweiß · 6 g Fett · 31 g Kohlenhydrate · 0 g Ballaststoffe

- Vorbereitungszeit einschließlich Ruhezeit: etwa 2 Stunden
- Backzeit: 40–45 Minuten

So wird's gemacht: Das Mehl in eine große Schüssel sieben, mit der Trockenhefe mischen und in die Mitte eine Mulde drücken. Wenn Sie frische Hefe verwenden, in das Mehl eine Mulde drücken, die Hefe hineinbröckeln, mit wenig lauwarmer Milch und etwas Mehl vom Muldenrand verrühren und diesen Vorteig, mit einem Tuch bedeckt, etwa 15 Minuten an einem warmen Platz gehen lassen. • Die Margarine oder Butter

bei schwacher Hitze in einem kleinen Topf schmelzen lassen. Die kalte Milch in das Fett gießen und die Mischung in die Mehlmulde gießen. Das Ei verquirlen und ebenfalls dazugeben. Alles umrühren und mit dem Salz bestreuen. Den Teig abschlagen und auf einem bemehlten Brett einige Minuten kneten. • Den Teig in die ausgemehlte Schüssel zurückgeben und zugedeckt an warmem Platz etwa 1 Stunde gehen lassen, bis er sich verdoppelt hat. • Den gegangenen Hefeteig zusammenschlagen, nochmals tüchtig kneten und dann halbieren. Jede Teighälfte zu einem dicken Strang von etwa 60 cm Länge formen. Aus den beiden Teigsträngen, wie auf dem Farbbild (Seite 64) gezeigt, einen Zopf flechten. Nach dem dritten Kreuzen die Enden fest unter das Brot drücken. Das Zopfbrot von allen Seiten etwas zusammendrücken, so daß es rund und hoch wird. • Ein Backblech einfetten, das Brot darauflegen und nochmals etwa 15 Minuten gehen lassen. Dann sehr kalt stellen, bis der Backofen auf 175° vorgeheizt ist. • Das Eigelb mit der Milch verquirlen und das Brot damit bestreichen. Das Blech in den Backofen (unten) schieben und das Brot 40–45 Minuten backen. Eventuell nach 30 Minuten Backzeit das Zopfbrot mit Alufolie abdecken.

> **Mein Tip** Der Patient sollte das Hefebrot nicht frisch, sondern abgelagert (1–2 Tage alt) essen.

Rezept- und Sachregister

Kursiv gesetzte Seitenzahlen verweisen auf Farbbilder.

Rezeptregister

Sachregister

Rezept- und Sachregister

Literatur

Deutsche Gesellschaft für Ernährung: Empfehlungen für die Nährstoffzufuhr. Umschau Verlag.
Elmadfa/Aign/Muskat/Fritzsche/Cremer, Die große GU Nährwert-Tabelle. Gräfe und Unzer Verlag.
Elmadfa/Fritzsche/Cremer, Die große GU Vitamin- und Mineral-stoff-Tabelle. Gräfe und Unzer Verlag.
Grüne Liste
Huth/Kluthe, Lehrbuch der Ernährungstherapie. Thieme Verlag.
Kasper, Ernährungsmedizin und Diätetik. Urban und Schwarzenberg.
Kleine Nährwert-Tabelle der Deutschen Gesellschaft für Ernährung. Umschau Verlag.
Lebensmittelverarbeitung im Haushalt. Verlag Eugen Ulmer.
Renner/Renz-Schauen, Nährwerttabellen für Milch und Milchpro-dukte. Verlag B. Renner.

Der Reissalat mit Erbsen ist ein besonders feines Vollwertgericht als ▷ Imbiß oder am Abend. Rezept Seite 32.